健康中国 科普丛书

U0236102

大脑密码

神经元、智能与人工智能

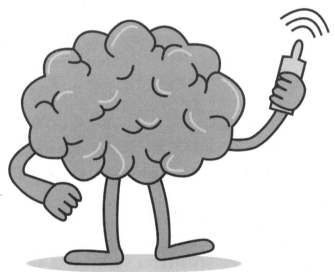

张 潇 刘 昱 ——————— 著

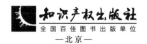

知识产权出版社

全国百佳图书出版单位

—北京—

图书在版编目（CIP）数据

大脑密码：神经元、智能与人工智能/张潇，刘昱著. —北京：知识产权出版社，2023.4
（健康中国科普丛书）

ISBN 978-7-5130-8058-3

Ⅰ.①大… Ⅱ.①张…②刘… Ⅲ.①大脑-普及读物 Ⅳ.①R338.2-49

中国版本图书馆 CIP 数据核字（2022）第 014930 号

内容提要

本书以智能为主题，告诉人们智能到底是什么、人工智能又是怎么发展的、人类智能与人工智能有哪些共同特征与区别、大脑如何接受和传递信息，以及我们该如何认识和对待人工智能的发展。

本书作为科普图书，适合所有人群阅读，尤其是对人工智能的发展感兴趣的人群。

责任编辑：徐家春　　　　　　　　**责任印制**：刘译文

健康中国科普丛书

大脑密码——神经元、智能与人工智能
DANAO MIMA——SHENJINGYUAN 、ZHINENG YU RENGONG ZHINENG

张潇　刘昱　著

出版发行：知识产权出版社有限责任公司		**网　址**：http://www.ipph.cn	
电　话：010 - 82004826		http://www.laichushu.com	
社　址：北京市海淀区气象路 50 号院		**邮　编**：100081	
责编电话：010 - 82000860 转 8763		**责编邮箱**：laichushu@cnipr.com	
发行电话：010 - 82000860 转 8101		**发行传真**：010 - 82000893	
印　刷：三河市国英印务有限公司		**经　销**：新华书店、各大网上书店及相关专业书店	
开　本：720mm×1000mm　1/16		**印　张**：9	
版　次：2023 年 4 月第 1 版		**印　次**：2023 年 4 月第 1 次印刷	
字　数：115 千字		**定　价**：40.00 元	

ISBN 978-7-5130-8058-3

前　言

很多年以前，想想也有十几年了，我第一次听到了神经元的声音。那个时候我们紧张地控制着记录电极，让它逐渐接近神经元，然后把电压信号接出来，连到一个很小的音箱上。"啪……啪啪……"神经元放电的声音传了出来，有点像雨夜，很大的雨点敲着雨篷。偶尔神经元会密集地放电，发出"哗……哗哗……"的声音，似乎风大了，暴风骤雨。我们在场的人都很激动，揣测着深藏在黑暗中的神经元在说些什么。时间过得很快，朋友们聚聚散散，已经去了不同的领域，但每个人都仍在各自的岗位上，试图去理解神经元的话语。

现在，我们对人类智能的理解有了一些进步，并且在近二十年看到了人工智能领域卓越的发展。人类智能和人工智能是天然的伴侣，它们相遇便迅速燃起剧烈的火花，一个温情脉脉，一个激情似火，时而含泪啜泣，时而引吭高歌。我和张潇教授在这样的大环境下相识了，一个怀抱类脑智能的梦想，彷徨失落；一个引领人工智能的教学、研究和产业，奔波忙碌。两个性格完全不同的朋友，就像人类智能与人工智能一样，碰撞出了一些思维的火星。中国的科学研究，在很多领域已经走到了亚洲的前列，甚至走向了世界的前列。在未来，我们期待国人也能骄傲地说一句："智能研究，我们亚洲人可以，我们中国人可以。"为了这个共同的心愿，我们在这本书里向各位读者朋友汇报一下我们对人类智能和人工智能的浅显理解。

九州不同

九州瀚海本不同，皓月艳阳雨霖泠。

岁月奔波有瞩目，孑孑一身任雨霆。

前有持弓平天下，后有江边楚歌行。

风霜来时终须过，另日潮头新智能。

本书的编写，得到了徐州医科大学科技处的鼎力支持，并得到了徐州医科大学麻醉学院韩红柳、杨丽华等老师的无私帮助。在此还要感谢张文慧，愿意听我一遍遍唠叨书的内容，并为每一章配上了"心之所至"的图片，陈默、赵晓雪也在这些绘图中贡献了创意，在此一并感谢三位女孩对于本书图片工作的支持。感谢各位读者朋友选择本书，非常欢迎与我们讨论有关神经元、智能与人工智能的任何话题，我的联系方式是 liuyu@ xzhmu. edu. cn，谢谢！

刘　昱

2022 年冬于徐州

目　录

第一章　轻轻摇动那个漩涡

第一节　漩涡中的点点星光 ………………………………………… 004

第二节　世界激起的涟漪 …………………………………………… 009

第三节　知道并记住些什么吧 ……………………………………… 017

第四节　改变自己 …………………………………………………… 025

第二章　神经元们的芭蕾舞剧

第一节　机械的个体 ………………………………………………… 030

第二节　捧起了这个世界 …………………………………………… 044

第三节　什么是智能 ………………………………………………… 053

第四节　闪烁并且危险的宝石 ……………………………………… 060

第三章　智能与新兴智能间的漫长对话

第一节　行走在感觉与行为之间 …………………………………… 066

第二节　一切从感觉开始 …………………………………………… 071

第三节　拟合是通用的方法吗 ……………………………………… 075

第四节　沿着山脊下降 ·· 079

第五节　灰姑娘的分类问题 ·· 088

第六节　面对更加复杂的情况 ····································· 099

第七节　谁不想要一个万用可学习函数呢 ················· 106

第八节　新的密码 ·· 113

第四章　窗外登场的新世界

第一节　新的智能的出现 ·· 122

第二节　我们需要抗争吗 ·· 128

第三节　这真是让人彷徨的事情 ··································· 133

第一章

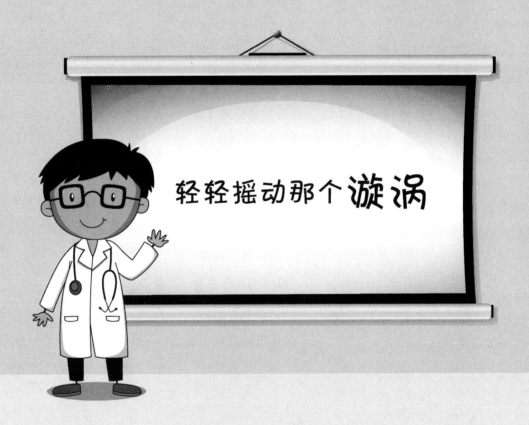

轻轻摇动那个**漩涡**

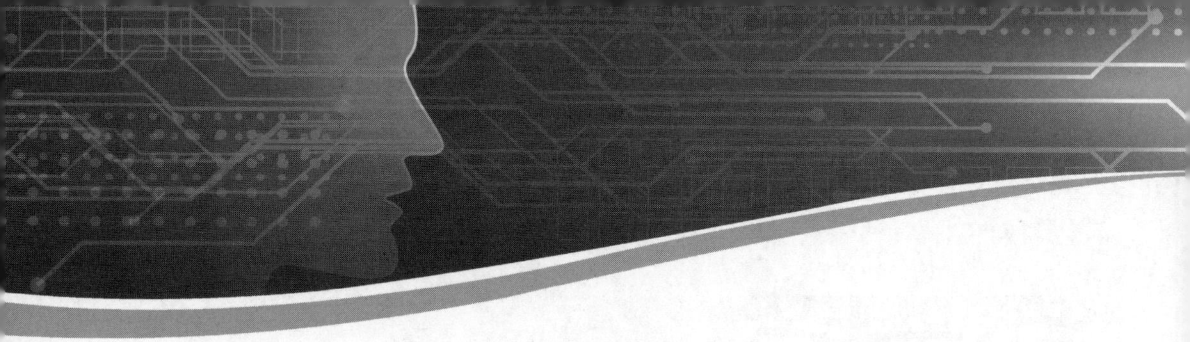

虚空的眼眸，

凝视着我的头骨。

它捧在枯黄的手上，

闪烁着真相的光芒。

我的心欢愉着，

因为它知道了你，

我的思想。

我的手抖动着，

因为它触摸了你，

我的意志。

我的胃挛缩着，

因为它离开了你，

我的头颅。

你露出轻蔑的笑容。

——刘昱《被凝视的头颅》

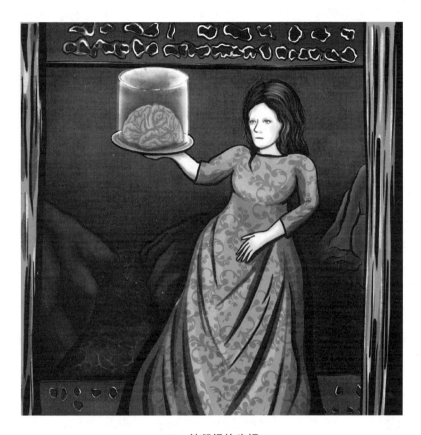

■ 被凝视的头颅

绘图：张文慧、陈默、赵晓雪

第一节　漩涡中的点点星光

　　神经元、智能与人工智能，这是个已经讨论了上百年，却仍旧对现今乃至未来的工业和社会产生深远影响的话题。在 20 世纪，人们通过科幻小说和影视作品对智能技术进行遐想、推理，并且表达自我的恐慌。当时间步入 21 世纪，有些技术取得了令人震惊的突破，科技公司踌躇满志地开始打出了"未来已来"的旗号，却有更多的问题浮出水面，人们了解的大概只是冰山一角。因此，旧事重提，再说点什么似乎也有了必要性。

　　对智能的探讨将是一个漫长的篇幅，在开始之前，我们先要做一点儿准备，以避免不必要的质疑和争论。但是由于这个领域的内在特征，我们所做的准备可能还远远不够。在本书里，作者们竭尽全力去讨论两种智能：一种是已经演化了上万年，也可以说上亿年的"自然智能"，且演化仍在缓慢地、不易察觉地继续着。这种智能我们了解的很多，能做的却很少。第二种是近 100 年，尤其是近 20 年出现的新兴的智能运算方法，通常被认为是"人造智能"。人造智能这个名字有些呆板和拗口，由于在语言的传递中，呆板和拗口常常被灵动和流畅所替代，工业领域也是如此，因而人们逐渐偏爱于"人工智能"这种说法。对人工智能，我们知道的很少，能做的却很多，这可以从最近 5 年至 10 年人工智能对制造业和大众生活的改变中，略微窥得一二。

　　到此，我们试着和各位科学前辈和工程巨匠们接轨，称前一种"智能"为"智能"，称后一种"智能"为"人工智能"。无论如何争辩，智能的核心都是"计算"。人们没有办法避开计算谈智能，因而在书的最初两章，我们先探讨一下自然演化中完成"智能"运算的区域——大脑。

　　要观察大脑，首先需要剥开它，就像是剥开一枚种子。很多种子在成熟后具有包裹在外的、起保护作用的硬壳结构，像瓜子和花生，剥开需要花费一些工夫。并且如果考虑壳的硬度和包裹的厚度，大脑更像是一个坚果，如榛子或者夏威夷果，剥开需要大费周章。如果剥开了，配合着荧光成像和显微技术，我们将看到大脑就像一个微小的星空，体积虽然不大，但构造的精密度是迄今为止所有人工制造的物品无法企及的。大脑十分恢宏，和银河系有很多相似之处。

要窥视大脑，这个完成了绝大部分"智能"运算的结构，至少有十几层覆膜需要被层层分解。这些覆膜就像坚果外面的果壳，而埋藏在这些覆膜深处的，是一个软软的、闪烁着电和化学的光辉的世界。包裹大脑的覆膜包括毛发、表皮、真皮、结缔组织与反射着银白色光泽的骨膜，以及骨密质、骨松质，还有硬脑膜、硬脑膜下腔、软脑膜、软脑膜下腔、蛛网膜、蛛网膜下腔等充满着鲜红血液的柔润结构。

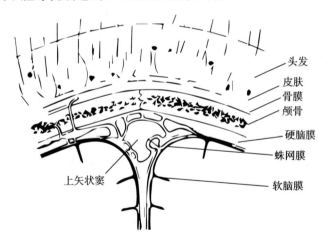

头发
皮肤
骨膜
颅骨
硬脑膜
蛛网膜
软脑膜
上矢状窦

■ 大脑的包裹物层层密密

层层覆膜戍卫着内部深藏的计算网络，尽最大的可能保障微观环境的稳定，包括充足的养分供给、减少物理上的冲击和振荡、阻碍病毒和细菌的侵入等。这一切都是为了保障内部小小的计算单元——神经元的高效工作。在覆膜包裹的黑暗中，神经元们伸出了轴突和树突，与同僚们交换信息，并组成了数十兆的连接位点，电的火光在其中闪烁不停。

人类的思维活动在很大程度上是由神经元构成的神经网络进行信息处理的结果，在平均约含有 860 亿个神经元（按照人脑计算）的大脑中，神经元通过树突和轴突与其他神经元交流，在这些交流的节点（即突触），信号是通过释放和检测被称为神经递质的化学物质传递的，偶尔还通过电突触进行更快的传递。

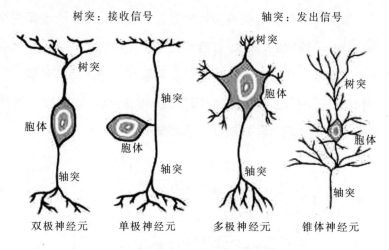

■ 脑虹研究中形态各异的神经元

在这里，请允许我们花一点点时间，用相对准确一点的数据去介绍这个包裹在颅骨内的、黑暗中的、孤独的网络。虽然在数量的统计上仍存在争论，但大体上成年人的大脑包含 500 亿到 1000 亿个神经元，并且每个神经元又形成了数万的连接。如果我们把脑虹研究中的局部区域放大，这个网络中个体的基本面貌就呈现出来了：神经元的树突形成了庞大的冠，将接收到的大量信息汇集到小小的身体（胞体）内部，经过计算的信息随后通过胞体伸出的长长的、细弱的触手（轴突）传递给附近的神经元，甚至是遥远区域的神经元。人体中最长的神经元是从腰椎到脚趾的投射神经元，长度可达 1 米，而长颈鹿最长的神经元可达到 5 米。

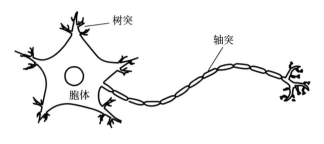

■ 神经元示意图

神经元包括冠（树突）、身体（胞体）和触手（轴突）等。

神经元的基本结构包括冠（树突）、身体（胞体）和触手（轴突），但其冠、身体与触手的形态千姿百态，功能也各不相同，充斥在大脑的各个角落。神经元的一生都生活在黑暗中，接受同伴的信息传入，尽职尽责地进行计算，并将结果尽可能多地传递给其他同伴。单个神经元并不知道它们在计算什么，也不知道这些计算的意义，但它们却连接着身体和外面的广阔世界。神经元们自发组成了细密而复杂的网络，在覆膜的层层包裹中，生存着、观察着、指挥着。

在 21 世纪，互联网遍布了世界的每一个角落，工业界认为这是一个奇迹。然而在数百亿年前，神经网络就在各种生物的身体里发育、成熟和演化。目前的研究指向的是，人类并没有在自身的大脑中发现任何区别于其他动物大脑的特殊结构。在哺乳动物的大脑中，无一例外地，人们看到了神经元、胶质细胞、血管与间隙，也看到了皮层、小脑、核团与海马。也许我们的大脑并不具有特殊的结构。

一个生命有机体在不断地产生熵——或者可以说是在增加正熵——并逐渐趋向于最大熵的危险状态，即死亡。要摆脱死亡，就是说要活着，唯一的办法就是从环境中不断地吸取负熵。我们马上就会明白，负熵是十分积极的东西。有机体就是靠负熵为生的。或者更确切地说，新陈代谢中的本质的东西，乃是使有机体成功地消除了当它自身活着的时候不得不产生的全部的熵。

——埃尔温·薛定谔《生命是什么》

对抗熵增，也许就是生命的本质。星空如此，生物如此，我们亦如此。

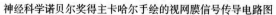

神经科学诺贝尔奖得主卡哈尔手绘的视网膜信号传导电路图

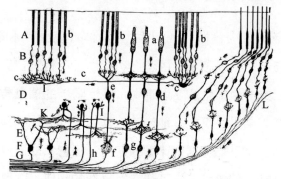

■ **视觉计算的最初的电路特征**

光线从图片上方的 a 细胞与 b 细胞进入，转换为电信号后通过 B 细胞与 c 细胞向下传播，然后通过 LG 细胞传向大脑。

在对抗熵增的过程中，大脑是指挥者。在颅骨下的黑暗中，大脑闪烁着电的火光，感知是她的渴求：感谢负熵带给我光明，感谢进化带给我声音，感谢传承带给我气味，感谢食物带给我味道，感谢家族带给我身体，感谢欲望带给我需求。

在人体中，感觉细胞的总体数量是在兆的量级上——这是数也数不清的数量。这些感觉细胞采集了人体所能感知的（如疼痛、口渴）和不能感知的（如血压、肾上腺素水平）各种信号，每种感觉信号通过各自独特的信息编码模式，把信息转化为可以计算和传导的电信号，并传入计算的中枢——大脑，这构成了感觉信号—电—中枢计算的传递关系。

（一）嗅觉与味觉通过化学受体获得电的能量

通常，嗅觉是对空气中的脂溶性小分子的感受，而味觉是对口腔中的水溶性分子的感受。这两类感觉常被相提并论，是因为它们都是对环境中的化学物质的刺激作出的响应。

在所有的感觉中，嗅觉可能是最容易被忽视的感觉：人们可能因为各种原因短暂或永久地失去了部分嗅觉功能，但却很少因此向医生求助，甚至过着相当正常的生活。在拥挤的车厢里，或者当被福尔马林溶液浸泡的标本环绕时，较差的嗅觉可能带来的是轻松。然而在人类社会中生活的我们仅仅是个例，在动物世界中，嗅觉对生存至关重要，气味能帮助动物识别食物、配偶、领地，以及追踪猎物。一旦失去嗅觉，即使是在实验室环境中，动物的存活率也显著下降。

嗅觉感受的重要性决定它的位置需要比较靠前，往往是在身体的前端、头的前端。通常情况下，嗅觉感受器主要分布于鼻腔后部的嗅上皮，两侧总面积加在一起约为 5 平方厘米，大约是一块橡皮或者一块酱豆腐的大小。由于这些感受器的位置较高，且位于鼻腔后部，在识别一些细微的味道时，人们会下意识地低头、用力呼吸，使更多的气味分子能够到达嗅上皮，并被嗅上皮的嗅觉感觉神经元检测到。在本书中，我们经常会看到类似的例子，感知引导了行为，而这种引导甚至是"下意识地"。

在嗅上皮密布着嗅觉感觉神经元，它们欢快地摇摆着。每一个嗅觉感觉神经元都会伸出几根逐渐变细的纤毛，当空气中的气味分子与纤毛上的受体蛋白结合后，就会触发一系列的胞内信号传导反应，产生动作电位，并通过嗅觉感觉神经元的轴突将气味分子的相关信息传递到嗅球。随后，嗅球负责任地、任劳任怨地、一如既往地将嗅觉信息传递到更高级的嗅觉中枢，引起气味的感知，即嗅觉。

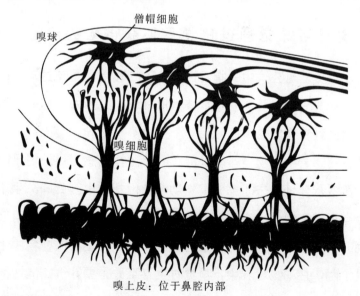

嗅上皮：位于鼻腔内部

■ **嗅觉感受器**

味觉的感知和嗅觉有很多相似之处，味觉的感受器是味蕾。人类的味蕾主要分布在舌头上，在口腔和咽部黏膜的表面也有散在分布。果蝇不仅在口腔内部有味觉感受器，在口器、腿和翅膀上也有味觉感受器官。而原生动物和海绵的味觉感受器则遍布全身，对这些动物而言，味觉似乎更重要了。

味觉的识别则和嗅觉的识别有着更多的相似之处。味觉也是通过味觉感觉细胞去特异性地识别各种能够引发味觉的物质：当味觉物质与味觉受体相结合后，会引发味觉细胞的去极化和神经递质的释放，并向高级中枢传导电信号。人类所能感受的五种基本的味觉包括甜、酸、苦、咸和鲜。辣味并不是基本的味觉，它没有特定的味蕾或感觉细胞。辣味是一种复杂的咸、热和痛的综合感觉。身体的许多裸露膜结构，如鼻腔、眼角膜等，都没有味觉感受器，所以在接触到辣椒时就会引发热感，而不是辣的味道。

（二）视觉系统通过光化学反应获得电的能量

很多古代的人物都曾表述过自己关于视觉的独特观点，包括柏拉图、亚里士多德、欧几里得、托勒密和盖伦等，但大多是基于猜测，而不是基于科学研究。在公元前四世纪，柏拉图曾辩称光是从眼睛中射出的，并抓住了物体。而他的学生的学生，也就是亚里士多德的弟子泰奥弗拉斯托斯则认为，眼睛有"内在的火焰"。泰奥弗拉斯托斯的理论背离了他的老师，因为亚里士多德是反对视觉发射理论的人之一。亚里士多德认为眼睛是接收光线的，而非发射光线的。在眼睛是否能够发射光线这一问题上，师徒三人各执一词。

目前所有的科研观测结果都指向亚里士多德是对的。眼睛通过光感受器去感受光线，随后产生电冲动，并传送至视觉中枢，进而产生视觉。脊椎动物的眼睛，这种类似于人类后来发明的照相机的复杂结构，以近乎完美的方式利用了光的传播特性。

与嗅觉和味觉的感知相一致的地方是，光感受也是靠着特殊的感觉细胞来完成的，而这一次是感光细胞。感光细胞主要分布在视网膜上，对比于相机，视网膜相当于是胶卷。但是，随着研究的深入，科研工作者们发现视网膜并不仅仅被动地感受光，除了感光外，视网膜还具有极其复杂的信号处理功能，这可以从视网膜的复杂结构上略窥一二。视网膜可大致分为五层，分别是外核层、外网层、内核层、内网层和神经节细胞层。在漫长的进化过程中，人体的各种精密结构，是完全可以和数百万年的进化相匹配的，即使是在视网膜这个小小的结构上，也蕴含着极为复杂和"智能"的运算结构。

对眼睛中复杂结构的研究，在亚里士多德之后开始逐渐增加，众多的科学家、医生和哲学家们陆续加入了研究的队伍。盖伦首先贡献了他对眼睛解剖学和生理学的许多基本特征的发现，他描述了视网膜、角膜、虹膜、泪管和眼睑等基本结构，甚至指出了视觉的一些特殊特征，如双目视觉。而达·芬奇则是第一个认识到眼睛特殊光学特性的人，他区分出了中央凹和周边视觉。

达·芬奇所区分出来的这个人类视网膜的中央凹陷，随后被命名为视中央凹。这是一个极其拥挤的地方，也是人体中最拥挤的地方之一。在这里，有最多的视杆细胞和视锥细胞，以最大化接收光线的效益。为了这种效益，血管都要避开视中央凹，以免造成光线的扭曲或失真。但显然这种无血管的区域也不能太大，在视网膜的中央有直径几百微米的圆形无血管区存在。尽管视中央凹只占 1.5 平方毫米（比铅笔芯略粗），但它在视觉中起着最重要的作用：视中央凹利用占视网膜 1% 左右的细胞，向视觉皮层发送了相当于视网膜其余部分加起来的总和那么多的信息量。

在视网膜上，光信号不仅完成了感受，还实现了从光到电的转换。这种从光到电的转换是按照光的波长所处的频段来分段完成的。以视锥细胞为例，人眼通常有三种不同类型的视锥细胞，根据所含有的色素的不同可分为短波长敏感（蓝）、中波长敏感（绿）和长波长敏感（红）三类，这正是大脑能够区分颜色的感知基石，色盲就意味着缺少一到两种类型的视锥细胞。对不同的视锥细胞，尽管所含色素不同，但其反应模式是类似的，它们都含有大量的cGMP（一类环化核苷酸）门控的钠离子通道。在黑暗中，cGMP浓度较高，因而cGMP门控的钠离子通道开放，细胞处于去极化状态；当给予光照时，光子被色素分子吸收，激活cGMP水解酶，使cGMP浓度降低，钠离子通道关闭，光感受器超极化。

视觉系统通过光引发的化学反应获得了电的能量，而电信号被传导到中枢，在黑暗中，亿万的神经元协同工作，让大脑看到了光明。

（三）听觉系统通过感受震动获得电的能量

人和大多数哺乳动物都有耳朵。非哺乳动物也可以听到声音，但可能是通过孔，而不是外部耳朵进行的。蜘蛛甚至可以通过腿上的纤毛"听到"声音。无论是否存在明确的外耳，大多数情况下，听觉都是声波通过振动在内耳引起毛细胞顶端的纤毛发生弯曲运动所引发的。

内耳是脊椎动物耳朵的最内层，主要负责声音的检测和平衡。哺乳动物的内耳主要由两个工作部件组成：耳蜗，致力于听力，将外耳的声音压力模式转换为电化学脉冲，随后通过听觉神经传递到大脑；前庭系统，包括三个半规管、椭圆囊和球囊，是人体对自身运动状态和头在空间中位置的感受器，可以感受加速度。

耳蜗是将声音的振动信号转化为大脑可以传递和计算的电信号的地方。耳蜗毛细胞就是听觉感受细胞，每个毛细胞均与神经纤维形成突触连接。毛细胞的上方有盖膜，与毛细胞的纤毛相接触。外界声波通过淋巴液震动盖膜，而盖膜又触动了毛细胞，最后由毛细胞转换成神经冲动传到听觉中枢。

（四）压触觉通过形变获得电的能量

除了声音的感知外，另外一种将机械能转变为电能的感知方式，是皮肤的压触觉感知。皮肤的压触觉感觉系统是一个复杂的感觉通路系统，负责对身体表面和内部的变化作出反应。压触觉感觉器分布于整个身体的表面，但分布不均匀——越容易受到压触觉刺激的位置，其包含的压触觉感受器往往也越多。例如，在一些低等无脊椎动物的触手上，鸟类的舌和喙上，以及哺乳类动物的唇和四肢末端等位置，都包含大量的压触觉感受器。

这种分布密度的不同，直接造成了身体不同位置的压触觉感受精度有显著差异：在人体上，指腹周围的压触觉感受是最精细的，其次是头部，而背部甚至不能分辨两个相距0.5厘米的触点。

直观观察人体表面，一个显著的区别就是有些部位有汗毛，有些则没有。这两类区域的压触觉感受机制显著不同：在无毛皮肤区，感受器包括环层小体、触觉小体、美克尔感受器和鲁菲尼小体；在有毛皮肤区，毛囊感受器代替了触觉小体，虽然这里也有环层小体、美克尔感受器和鲁菲尼小体，但美克尔感受器的结构和无毛区是不同的。

触觉的感知就依赖于这些形态各异的感受器。以环层小体为例，它是一个洋葱样的多层囊状结构，小体外周是20至60个同心板层的被囊。环层小体只对突然的干扰作出反应，对振动尤其敏感。当机械刺激引起囊的外层形变时，会压迫神经元的膜，使其弯曲或拉伸，并泄漏钠离子，而当电位达到阈值后就能产生动作电位了。在这里，皮肤的形变信息也最终以脉冲频率的形式被编码，针对那些更大或更快的形变，感受器们也会给出更高的脉冲频率。

（五）需求通过内环境的改变获得电的能量

内环境的稳定是生命体得以生存的前提，而且是必要的前提。事实上，人体的绝大多数细胞在其整个生命周期中都不与外界直接接触，主要负责将内部环境与外部环境分离的是皮肤。身体的内部环境是水基的，基于水基的成分，如体液或组织液，内部运输系统将氧气和营养物质运送到细胞那里，并回收细胞里产生的废物，排到体外。

理想是美好的，身体需要一个稳定的内环境，但现实是，身体的内部环境永远处于或大或小的波动状态。那么就引发了一个定义的问题，内环境的稳定并不意味着"不变"，内环境永远是动态的，"稳定"仅仅意味着变化保持在特定的、可接受的限度内。许多疾病，尤其是那些致命的疾病，往往能把内环境扰动到严重失衡，甚至是致死的状态。

人体内环境的要素有很多，人们只能挑选其中一部分重要的、可测量的要素进行定义。目前科研和临床工作对内环境的监测主要包括温度、水和电解质的浓度、体液的 pH、血糖、血压、血液和组织中的氧气和二氧化碳水平等。

同时，对内环境的监测也涉及很广，需要对多器官广泛地、联合地、交互地监控和调节。以内脏器官为例，胃的张力感受器、黏膜的机械和化学感受器等负责感受饱腹感、饥饿感，肝的渗透压感受器负责感受口渴，结肠和直肠的机械感受器负责感受便欲，等等。而这些内部感受信息，在传导到中枢系统后将集合到一个重要的脑区——下丘脑。下丘脑不仅控制体温、饥饿、口渴、疲劳、睡眠和昼夜节律等身体的物理状态，还控制养育子女和依恋行为等情感和情绪的精神状态。下丘脑有着非常复杂的分区，且不同的分区往往独立对应不同的功能，如外侧视前区调控情绪，外侧核调控摄食和饮水，视交叉上核调节昼夜节律等。举个例子，当人体大量出汗而脱水时，下丘脑外侧核兴奋，将引导喝水行为，而糖尿病患者因多尿导致血浆渗透压升高，这也会引起该中枢的兴奋，进而引发口渴的症状。另一个例子是，当处于寒冷的环境中，下丘脑内侧区和乳头体上核兴奋，提高促甲状腺激素释放激素的分泌，通过甲状腺激素加速糖和油脂的氧化分解，以增加产热、提高体温。

嗅觉、味觉、视觉、听觉、压触觉和内部需求，万千种种构成了或喜或悲的经历。但经历却不仅限于此。我们还有记忆、情感、努力，偶尔也有放弃……

电的能量绝不仅仅是感知的全部，这些能量通过数百万的轴突传导到大脑这个小宇宙的中央，形成更加复杂的印象——感知。感知是对感觉信息的加工和再处理，这是感知超过感觉的部分。

（一）大脑与感知

顶叶皮层是大脑两个重要的联合皮层之一，另外一个是额叶。如果说一点功能的分化，顶叶更多地处理物理世界的信息，而额叶更多地处理社会与情感相关的信息。顶叶接受广泛的信息输入，包括多种感觉通道的感觉信息，尤其是空间感知相关的感觉信息和本体感受的信息。实际上，在顶叶形成了关于自身和外部世界两套空间感知系统：我们既知道我们的手处于身体的左侧还是右侧，也清楚我们位于房间的哪一个位置。在后顶叶皮层有多套坐标体系，分别以身体的不同部分作为其坐标系中心：顶内沟外侧区（LIP）主要编码以眼睛为中心的坐标体系；顶内沟腹侧区（VIP）编码以头为中心的坐标体系；顶内沟前区（AIP）的编码稍微复杂，它编码手将要抓握的物体的大小、形状等信息；而顶叶手动区（PRR）则编码手的运动。

顶叶损伤的病人会表现出复杂的感知损伤。大约有三分之二的右半球脑卒中患者会经历半侧空间忽略。这部分病人无法感知或者认识到他们身体左侧的物体，注意，并不是病人看不到自身左侧的物体，他们的视觉环路仍然是完整、正常工作的，而是他们无法去"注意"。无论物体放在哪里，他们确切地讲是忽略了左侧部分。部分患者在日常生活中无法认识到自己的左侧肢体，其头部和眼睛可能转向最右侧，而从不注视左侧。当看到食物或报纸时，他们可能只对右边感兴趣，而忽略左边的。这种被称为对侧忽视综合征的损伤大多出现在外伤和脑出血之后。累及右下顶叶或相邻的颞叶—顶叶联合部位的皮质损伤通常与对侧忽视综合征相关，但该综合征也可能发生在下额叶的局灶性病变后。与左侧半球损伤相比，大脑右侧半球的损伤则更可能引发严重且持久的对侧忽视综合征。对侧忽视综合征患者对左侧空间的编码，在大脑的银河中消失不见了。

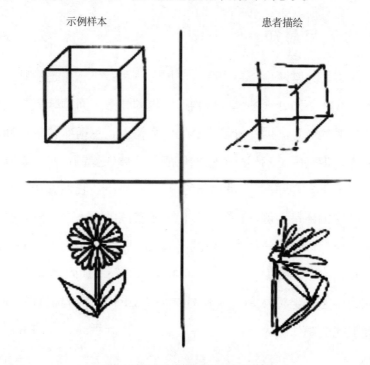

示例样本　　　　　　　　　　　　患者描绘

■　对侧忽视综合征患者的绘画

图片来源：PARTON A，MALHOTRA P，HUSAIN M．Hemispatial neglect［J］．J Neurol Neurosurg Psychiatry，2004，75（1）：13.

　　在神经科学的书籍中，还经常会谈及语言区域损伤的案例。在第三额叶回后部有一个名为布洛卡区的小区域，是专门负责语言发声的。布洛卡区病变引起的失语症常被称为运动性失语症或表达性失语症。这部分病人，他们的阅读、理解和书写能力并不受影响，他们知道自己想说什么，但问题出在发声，他们往往发音困难，说话缓慢费力。

还有其他一些典型的脑损伤病症。例如，仍在视觉区域，颞叶特定区域的损伤会造成人脸失认症，这是由于该区域负责识别物体形状。而中颞叶区域的损伤会造成对物体运动的识别不能，患者看不见运动的汽车和杯子里越来越满的水。感知，以更加复杂的方式存在于大脑宇宙的不同区域，仍有诸多谜团……

（二）大脑与空间

2014 年诺贝尔生理学或医学奖颁给了空间感知的相关研究：在前期"位置细胞"相关研究的基础上，研究者们又在内嗅皮层发现了一种"网格细胞"，这种细胞有着明晰的六角形的空间位置编码。这为大脑构建空间坐标系，并进行精确定位和线路查找提供了重要的丈量指标。网格细胞的后续研究对计算机定位和导航算法产生了深远的影响。大脑不仅知道我们看到了什么，听到了什么，进一步地，在海马及其相关区域，大脑还知道我们在哪里。

（三）大脑与记忆

"我们就是活着的记忆"，紧接着的，就是一个需要进一步思考的问题："如果失去了所有的记忆，你还是你吗？"有人说，在大脑研究者中有一半的人在和记忆打交道，这种说法可能不全是错的。记忆是我们摆脱反射性的输入—输出反应模式，能够控制自己思想的基本前提。

对记忆的研究，虽然最早可以追溯到亚里士多德的年代，但直到最近100 年，人们才开始从神经解剖学、细胞生物学和系统神经科学等层面逐渐剥开记忆的层层外壳，追寻它的本质。

按照记忆所持续的时长，可以分为：

（1）感觉记忆。感觉记忆的持续时间非常短，可能仅存在约 1 秒，但容量极大。一个经典的感觉记忆场景是，让你在夜晚快速挥动一个烟花，只要挥动得足够快，你不仅可以用烟花画圈，甚至可以写出简单的字。当烟花快速旋转时，它似乎会留下一条痕迹，形成一个连续的图案。这种"痕迹"就是视觉感官系统中存储的感觉记忆。在视觉系统中，感觉记忆也被称为图像记忆。另外两种研究最广泛的感觉记忆是声像记忆（或回声记忆，对声音的感觉记忆）和触觉记忆。当然，科学家们认为，很有可能每种生理感觉都有相应的感觉记忆，而不同感觉通道的感觉信息存储量也各不相同。视觉感官存储具有相对较高的容量，可容纳多达 12 个物体。

（2）工作记忆，有时也被称为短期记忆。工作记忆就是大脑的心理工作空间，它帮助大脑将信息短暂地记在脑海中，并在精神上操纵这些信息。工作记忆持续约 30 秒，只能用来暂时保持和存储信息。其容量十分有限，约为 3—4 个物体，且因人而异，也有研究者认为工作记忆的容量是 7 个。工作记忆对推理、抉择等行为十分重要：当整合两个或两个以上的事件，如记住并响应谈话中的某些信息，或将新概念与以前的想法联系起来，以进行学习和改进知识体系时，工作记忆就起到了暂时存储信息以备计算、修改或转为中长期记忆的功能。目前进行的一些元分析认为，工作记忆的能力（而非智商），能够更准确地预测学生两年后的学习成果。

（3）短期记忆。这是在时间维度上进一步加长的记忆类型。在心理学和脑研究中对短期记忆的区分是混乱的，有的研究把短期记忆和工作记忆等同化，有的研究则认为可以进行更多样的区分。我们并不想引发进一步的争论，但至少有一点确定的是，在由持续放电编码的工作记忆的基础上，存在一种时间更长、由海马区域编码的记忆模式，它能够持续六七天。这样，我们昨天见过什么人，前天发生过哪些争吵，大前天品尝过什么美食，这些残留在大脑中的影像也是被保留着的。此外，从短期记忆通往长期记忆，可能还存在一些"闸门"，这些闸门会因为反复激活而打开，也能受到情绪的显著调控。这也是有些记忆法不断推荐间隔复习的原因，在短期记忆消退的中间过程，给予反复的强化刺激，是科学家们认为建立长期记忆的有效手段。

（4）长期记忆。长期记忆可以持续几年，甚至可能直到个人生命的终结。人们能记得多年前的事情，如 5 岁时的一次家庭聚会或收到喜爱的玩具。与短期记忆有明确的容量限制不同，长期记忆有着无限的存储量。长期记忆分为外显记忆和内隐记忆：外显记忆是对事实、过往的经历和概念的有意识的、主动的收集和保存，而内隐记忆是无意识地获得和使用的信息，并能影响思维和行为，如记住如何系鞋带或骑自行车，而无须主动去考虑这些活动，就是内隐记忆。已积累的证据表明，长期记忆是通过检索过去的信息以不断积累和增强的，长期记忆至少包括三个阶段：①获得或学习信息和知识；②存储和保留这些信息和知识；③成功地再次检索这些信息。目前，记忆研究人员已经确定有效的、可以提高记忆能力的技术，就是安排在相对较长的时期内进行定期回溯练习。

H. M. 可能是迄今为止研究人类脑功能最著名的病人。一位从事大脑和认知科学的研究者曾写道："他被认为是人类大脑研究中最重要的病人，但全世界只知道他的名字的首字母是 H. M.。"H. M. 在 7 岁时遭遇了一场自行车事故，他在 10 岁时开始表现出轻度癫痫，到了 16 岁病情加重。1953 年，在 27 岁的时候，由于药物无法控制的重度癫痫，H. M. 接受了一种实验性质的治疗方案——内侧颞叶切除手术。手术有效地控制了癫痫，但问题出现了，在手术后，H. M. 的记忆表现出了严重的损伤，他不能再形成新的记忆。然而，H. M. 对过去的记忆还是好的，他能记得一些童年的场景，但他无法形成"新"的记忆。如果 H. M. 遇到一个人，随后这个人离开了房间，在几分钟后，H.M. 将不记得这个刚刚见过面的人或是他们的会面。相比之下，H.M. 又确实保留了一些学习新的运动技能的能力。如果基于我们的记忆来衡量时间的话，对 H.M. 来说，时间就像在他 27 岁的时候停止了，新的变化无法在他的世界保留下来。当研究者们告诉 H.M. 他的案例帮助了成百上千的科学研究者时，H.M. 会腼腆地微笑，并表示这很好，但他很快就将忘记这个令他开心的贡献。

感觉记忆、工作记忆、短期记忆和长期记忆，它们的持续时间存在着重叠和不明晰，这意味着，这些记忆可能是同时发生的，至少是重叠发生的，而非顺序发生的。事实上，我们对记忆的了解仍十分浅薄。我们虽然了解海马对记忆的形成至关重要（H.M. 的双侧海马在手术中受损十分严重），甚至也了解了一些记忆形成的环路机制和分子机制，但记忆是如何从工作记忆转化到长期记忆的，长期记忆又是以何种方式存储的，目前尚不完全清楚。

（四）大脑与情感和情绪

情感在大脑中的感知分布广泛，与神经系统的状态相关。所有能引发神经系统状态改变的思想、感觉、行为都能引起对应的情感体验。关于情感，目前科学上还没有一个统一的定义。《心理学大辞典》中认为："情感是人对客观事物是否满足自己的需要而产生的态度体验。"从体验这个角度定义情感，是比较确切的，情感通常与心情、气质、个性、性情、创造力和动机交织在一起。

为了理解情感的神经解剖结构，布罗卡在 1878 年首次描述了埋藏在大脑深处的一个复杂区域，这个区域在 20 世纪 30 年代被研究者们正式命名为边缘系统，并指出它是参与情感表达的重要神经回路。此后的一系列重要研究定义了参与情感情绪的更多复杂的脑区结构，具体包括：

（1）愤怒/愤怒系统。愤怒起源于人们对事件、他人或情景的挫败感，身体上的表现包括"战斗"相关的程序，如咬紧下颌或高喊。该情绪起源于杏仁核向终纹和下丘脑的投射。

（2）恐惧/焦虑系统。该情绪主要涉及杏仁核，具体包括杏仁核的外侧核和中央核分别向下丘脑的内侧和前部的投射。

（3）恐慌/悲伤系统。悲伤往往与失去相关，内源性阿片类物质参与了该情感体验。分离或失去有情感价值的事物会导致内源性阿片类物质的浓度降低，进而产生痛苦的感觉。前扣带回、丘脑、下丘脑和腹侧被盖区是主要的参与脑区。

（4）寻找/期望系统。这个系统会激励人们追求快乐，它激发了一个人对世界的兴趣。它的神经回路主要依靠多巴胺运行，具体涉及腹侧被盖区向伏隔核的投射。动物实验和药物成瘾表明，当这个系统被高度激活时，个体会产生愉悦的感觉。

情感同样以神经元的电信号为编码基础，恐惧、欣喜、同情、爱情都有其对应的神经环路基石。在漫长的进化历史中，情感最初的作用是激发适应性行为，这些行为通过生存、繁殖和亲缘选择传递基因。除了上述的中枢神经基础之外，一些研究者认为，情绪反应不仅涉及神经系统，其他系统，如免疫和内分泌系统也参与了这一进程。

关于情绪的心理学理论，詹姆斯-朗格情绪学说是较早提出，却又饱受争议的一种理论。这里我们试着找一个例子来说明，当突然遭遇危险，如突然看到一头熊的时候，传统的观点认为，我们是先害怕，随后逃走。詹姆斯和朗格于1884年和1885年分别独立否定了这一传统观点，他们认为生理反应是先于情绪感知的，即刺激引发了生理反应，生理反应进一步导致情绪体验的产生。在刚才的例子中，詹姆斯-朗格情绪学说的解释应该是我们先逃走，随后才感到害怕。朗格还以饮酒和药物为例来说明情绪变化的原因。他认为，酒和某些药物会引发情绪变化，这是由于酒和药物都能引发血管活动的改变，而情绪取决于血管受神经系统支配的状态、血管容积的改变和对这些改变的感知。

第四节　　　　改变自己

感觉、感知、空间、记忆与情感都是在生物的身体内被编码、计算的，所有这些的目的是生成正确的、自我可以接受的行为。大脑的最终目标是控制它赖以生存的躯体的行动，而这种控制最终是通过肌肉的收缩来完成的。肌肉收缩的指令是通过钙的信号传递的，大概肌肉接到神经的指令后，钙被大量地释放到细胞内部，通过随后的连锁反应完成人类的所有动作。

运动的控制与感知同样复杂。有近乎 20 个不同的脑区协作工作，完成运动的生成，包括主运动皮层、辅助运动皮层、支持运动皮层、前额叶眼动区、黑质、红核、小脑、纹状体等。这些区域通过神经流形（Manifold）的方式编码了大脑中运动的生成与连续。大脑对运动的控制最终是通过神经和肌肉之间的连接来进行的，这成了一些毒素的攻击点。有一些毒素，如眼镜蛇的毒素和南美洲箭毒蛙的毒素，可以破坏神经和肌肉的连接，这种破坏会造成肌肉的麻痹。

在运动控制中，一个有趣的现象是小脑的功能。当我们的运动皮层生成运动指令后，会指挥相应的躯体去完成动作，如拿起茶杯的动作。但问题来了，任何一个运动的完成，除了直接涉及的肢体，还需要大范围的身体其他部位的联合配合，否则就无法保持平衡了。这种大范围的联合配合通常是下意识的，人们并不常能感受到。但回想一下，在黑暗中踩空一阶楼梯的那种感觉吧……

当我们伸出左手的时候，身体会不自觉地向右倾斜，以保持身体的平衡。在这里，伸出左手的动作是主动的，由主运动皮层产生，而身体其他部位所作出的、完美的配合工作则是由小脑统筹计算完成的。

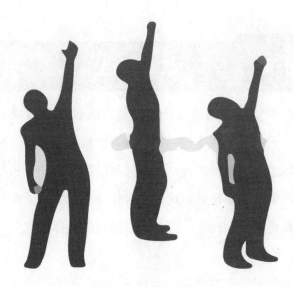

■ 人的肢体运动

在肢体运动过程中，小脑负责协调身体的不同区域，以配合最主要的主动运动。

第二章

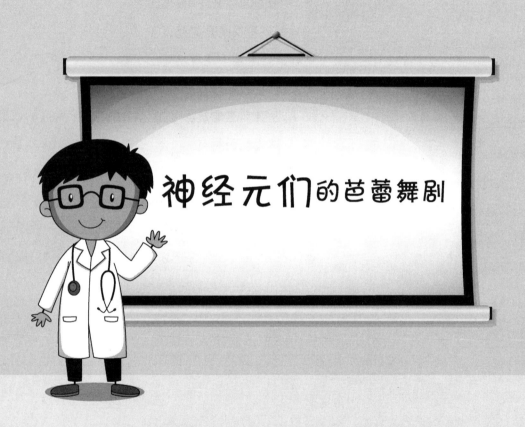

神经元们的芭蕾舞剧

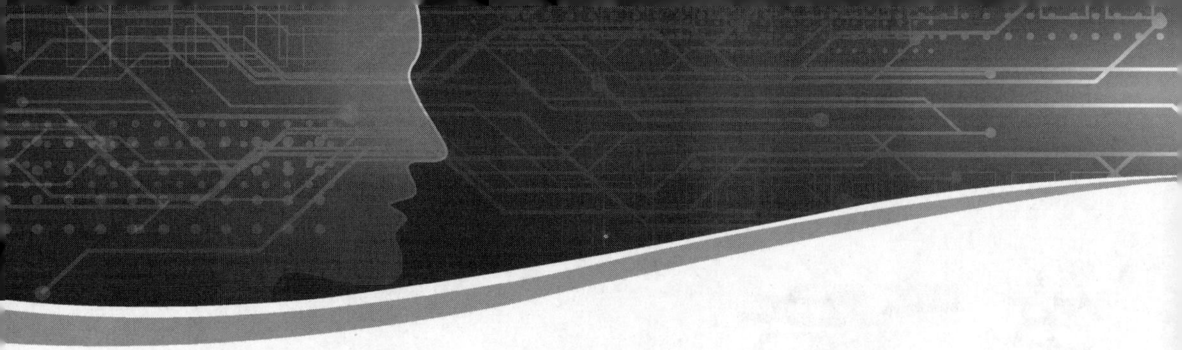

黑暗中诞生，

我匍匐在毫米空间。

不知道指令来自何处，

不知道信息是否还有用处。

电的编码，

从身体里流过，

透过我的树突，

翻越我的轴丘。

然而，我从未见过光明……

然而，我是一切的主宰……

选自刘昱《黑暗中的神经元》

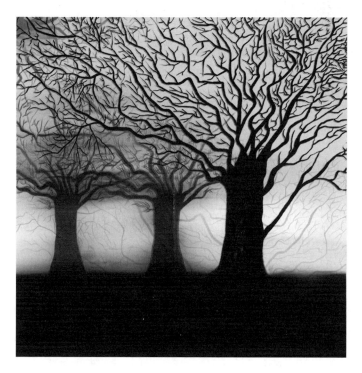

■ 黑暗中的神经元

绘画：张文慧、陈默、赵晓雪

第一节　　机械的个体

　　除了机械地完成计算工作的神经元，现有的证据并不支持大脑中有更加"智慧"的结构。如果试着从大脑中排除神经元，那么剩余的脑的构成是大量可以被定义为接近"水"的状态的脑脊液和可以被视为接近果冻状态的神经胶质细胞。那么剩余的问题就变得显而易见了，为什么机械的神经元可以形成动物及人类的感觉、感知、空间、记忆、情感、行为与智能？机械式的行为产生了智能的结果，这似乎是智能出现的主要途径，这种计算结果我们可以在进化中的多种场景观测到。

　　蚂蚁是一种相当有意思的生物，它们的每一位个体都不大聪明，但却在群体层面上表现出了非凡的生存能力。作为膜翅目昆虫，蚂蚁几乎"殖民"了地球上的每一块土地，地球上唯一没有土著蚂蚁的地方是南极洲和几个偏远或荒凉的岛屿。蚂蚁在广袤的土地上进化并且形成了众多有趣的进化方向，其中之一是蜜罐蚁。蜜罐蚁是一种生活在北美洲与澳大利亚的蚂蚁，它们的生活范围极广，人们经常可以在不同区域的地下找到它们的踪影。蜜罐蚁中有大约50%的成员为贮蜜蚁。这一比例是动态的，会根据蚁群的规模调整，如在澳大利亚的膨咕巨山蚁，如果按照蚁群的规模分类，那么在约1000只蚂蚁的小蚁群中，贮蜜蚁大约占49%，而到了规模约为4000只蚂蚁的蚁群中，这一比例略微下降，大约是46%。贮蜜蚁的个头很大，最大的贮蜜蚁体长为15毫米，体重约为1.4克。

　　蓄奴蚁群是蚂蚁族群中另外一种特化的蚁群。在蓄奴蚁群中，并没有从事工作的工蚁，它们都是寻找奴隶的兵蚁，唯一的专长就是战斗。蓄奴蚁的身体构造也为此而调整，它们关节尖端的钩刺、狭窄的头、厚重的甲壳都是为了战斗而作出的准备。蓄奴蚁以掠夺中型的黑蚁、白蚁或黄蚁作为生存的手段。在搬运其他品种的蚁蛹回到巢穴后，蓄奴蚁会孵育它们，并且作为奴隶使用。

这种从群体中演化出来的"智慧"很宝贵。对智能和人工智能的研究者来说，蚁群的行为范式是重要的研究和参考范本。无论是那些寻找固体食物的切叶蚁，以储存营养物质为目标的蜜罐蚁，还是以奴役"他人"为生的蓄奴蚁，这些纷繁的蚂蚁都具有独特的生存方式。此外，蚁群在进化中产生的另一项复杂能力也被广泛研究——探索最短路径的能力。蚁群总是能够寻找到目标与蚁巢之间的最合理的路线。蚁群的这种非凡的寻路的能力，与信息素的产生和扩散有密切的关系。蚂蚁用它们又长又细的可移动的触角感知气味，成对的触角提供有关气味方向和强度的信息。由于大多数蚂蚁生活在地面上，它们在土壤表面留下信息素的痕迹，以便其他蚂蚁跟随。在集体觅食时，觅食者在找到食物后会在返回栖息地的路上留下痕迹，其他蚂蚁则会跟着这条路走，然后这些蚂蚁会在带着食物返回蚁群时加强这条路上的痕迹。当食物耗尽时，返回的蚂蚁不会再留下新的痕迹，气味也会慢慢消散，这种行为有助于蚂蚁应对环境的变化。例如，当一条通往食物来源的既定路径被障碍物堵住时，觅食工蚁就会离开这条路径去探索新的路径。如果一只蚂蚁成功了，它会在返回时留下一条成功的路径。而成功的路径，会有更多的蚂蚁跟随，并加强这条更好的路径，最后逐渐确定为最佳路径。

与蚂蚁表现出的"个体的机械行为"与"群体的智慧行为"类似，神经网络同样具有机械行为产生群体智慧的特性。单个神经元的个体计算特性，为整个神经系统的智能编码奠定了基础。单个神经元的计算方式和一只蚂蚁很像，勤勤恳恳，但又集合了物理学、化学、数学等，是极其精密设计的计算单元。神经元的计算步骤包括：

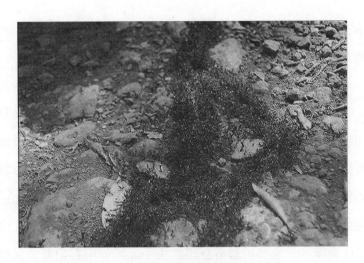

■ **森林中蚂蚁的路径**

蚂蚁通过信息素达到寻找最短路径的"群体智能"。

（一）跨膜电势：神经元的势能储备

在生命的机械系统中，势能储备的一个关键的作用是在特定的激发条件下，在准确的时间里通过较小的推动就能产生剧烈的运动或者能量释放，这种可控性的能量释放就产生了可控的信息编码和传递。例如，原子发出的光来源于电子的轨道势能，中子星发出的引力波来源于重力势能的储备，乐器发出的声音来源于弹性势能的储备，雪崩来源于积雪的储备，等等。这些势能在特定的情况下都可以用来编码和传递信息。

在这方面，神经元采用了较为传统的方式，它们以电势能作为发送信息的储备能源。最基本的原理就是浓度差。神经元通过耗能的行为，使一些关键离子在细胞内外产生不均等的分布，并进行选择性的透膜移动。在这里，还是很有必要稍微提及一下那些专业的词汇，神经元的这种储备的势能在生物领域被称为"膜电位"，而钠-钾-ATP 酶是产生膜电位的重要基石。钠-钾-ATP 酶非常勤恳地工作。为了保持细胞内外的浓度差，它们从细胞中运送 3 个钠离子到细胞外，同时运输 2 个钾离子到细胞内，这就导致了神经元内钾离子的浓度大约比外部浓度高 5 到 20 倍，而外部的钠离子浓度大约比内部高 9 倍。同时，由于离子数目三对二的交换，钠-钾-ATP 酶保证了在每个运送周期从细胞内到细胞外有一个正电荷的净移动，从而促成势能储备，这就是大家常说的"外正内负"。

神经元细胞膜内外势能是由于带电粒子的分布不均衡构成的：内钾外钠

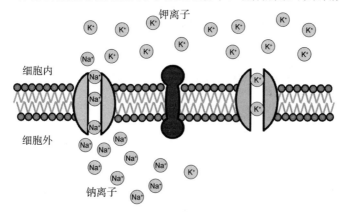

■　**神经元传递信息示意图**

细胞膜两侧的电势差是细胞的"势能"，也是神经元传递信息的基础。

钠-钾-ATP 酶运行相对缓慢，就如同一个抽水的水泵，水总是要慢慢抽的。如果一个细胞内外的钠离子和钾离子的浓度相等，这个泵就需要几个小时的时间才能建立起新的势能差。钠-钾-ATP 酶不断工作，但随着可用于输送的钠离子和钾离子的浓度的降低，泵的效率就会逐渐降低。实际上，当你在看这本书的时候，那些钠钾泵们正在"咔嗒、咔嗒"地不停工作着。

除了钠-钾-ATP 酶，另一个具有重要功能的离子泵是钠钙交换体。它的工作原理与钠钾泵类似，即在每个周期从细胞外空间转入三个钠离子，同时从细胞内空间交换出去一个钙离子。钠钙交换体最重要的功能是向外泵送钙离子，以维持细胞内较低的钙离子浓度。同时，它也允许钠离子向内流动，从而在一定程度上抵消钠钾泵的作用。但是，由于钠离子和钾离子的整体浓度远远高于钙离子浓度，这种影响相对来说并不重要。钠钙交换体工作的最终目标是在休息状态下，保持细胞内钙离子的浓度非常低。

（二）动作电位：神经元的信号激发

将生命体的构造和运行法则与物理学的一些概念进行比对，是一件美妙的事情。在前面讲到的势能储备的基础上，如果引发特定的激发过程，就可以产生瞬时的运动，这种运动既可以作为信息传递的手段，也可以作为有杀伤力的武器。例如，撞针把火药的势能转化为子弹的呼啸而去，喊声把山顶的积雪转化为雪崩的势不可挡，开关点亮了夜晚的万家灯火，这些都是激发已存在势能的结果。那么，神经元传递信息的过程，也是一个释放累积的势能的过程。在此过程中，钠钾泵贮备的膜电位势能在千分之几秒内被激发，而后迅速关闭。

神经元激发储存的势能的过程在神经科学领域被称为"动作电位"。当动作电位被激发后，在极其短暂的时间跨度内，跨膜电压或膜电位在整个细胞膜中快速升高并随后降低。在某些类型的神经元中，整个膜电位上下改变仅发生在千分之几秒内。在肌肉细胞中，一个典型的动作电位持续约五分之一秒。而在一些其他类型的细胞中，动作电位可能持续3秒或更长时间。要启动动作电位，必须有足够的电流，如果电流不足以使膜去极化到阈值水平，则不会触发动作电位。

当去极化积累到足够的程度，膜电位达到阈值时，就会触发动作电位。当动作电位被触发时，膜电位突然上升，随后突然下降，通常在静息水平以下终止，并保持一段时间。动作电位的波形是固定的，这就意味着在一个给定的细胞内，所有动作电位的涨落通常具有近似相同的幅度和时间进程。许多类型的神经元以每秒 10 到 100 次的速度不断地激发动作电位。也有一些类型的神经元要安静得多，它们可能持续几分钟甚至更长时间都不发出任何动作电位。

在神经元中，动作电位传递信息；在肌肉细胞中，动作电位引发身体运动所必需的收缩。动作电位有时也被称为传播电位，这是因为兴奋性的波会沿着神经或肌肉纤维主动传递。动作电位的传导速度取决于纤维的性质和所处的环境，其范围从每秒 1 米到 100 米不等。所以，每次你做某件事情，从迈出一步到拿起手机，你的大脑都会在神经元之间发送和接收动作电位，也会向身体的其他部位通过动作电位传输自身的信息。这种传输的电信号使我们能够思考，并进行精确而协调的运动。

如果我们用更定量的方式进行简要说明的话，动作电位是指细胞受刺激而兴奋时，在膜两侧产生的快速的、可逆的、可扩散性的电位变化，是细胞势能释放的结果。这种势能的释放来源于特定的离子通道，当细胞接收到来自外界的信号输入后，膜电位降低到某一个基础的水平后，便打开了这些瞬开的离子通道的开关，使膜内电位短时内由 $-90 \sim -70\text{mV}$ 上升至 $+20 \sim +40\text{mV}$，即由原来静息时的外正内负变成外负内正。在此过程中，电位的变化幅度为 $90 \sim 130\text{mV}$。

动作电位广泛存在于多细胞生物体内，包括植物、无脊椎动物（如昆虫）和脊椎动物（如爬行动物和哺乳动物）等。那些生活在遥远的 40 亿年前的原核生物与真核生物的共同的祖先，就被认为已经具有电压门控的离子通道。在后来进化中的某个时段，这个功能被用于提供身体的一种通信机制。这种通信机制甚至被用于个体之间的通信。现代的单细胞细菌可以利用动作电位与同一生物膜中的其他细菌进行通信。海绵似乎是不传递动作电位的多细胞真核生物的主要门类，尽管一些研究表明这类生物也有一种电信号形式的信息传递。最后，动作电位的大小和持续时间并没有随着进化而发生很大的改变，尽管其传导速度随轴突直径和髓鞘的形成而发生了很大的变化。

鉴于动作电位在整个进化过程中基本保持一致，那么它很有可能葆有了某些进化的优势。动作电位的优势之一就是在机体内快速、长程的信号传递，动作电位的传导速度可以超过 110 米/秒，是声速的三分之一。相比之下，血液中携带的激素分子在大动脉中以大约 8 米/秒的速度移动。这种高速的电信号传播模式在外周的功能是对机械活动的紧密协调，如心脏肌肉的同步收缩，而在脑中的功能则是进行快速的感知与运动的计算。

需要提及的另外一点是动作电位的传播。在神经元内部，动作电位通过轴突传播，在脊椎动物体内这种轴突是特化的缆线结构。通常在轴突的每一段，都有中继的"加油"站点，用以补充信号的衰减。这种细微的结构保证了动作电位在传播过程中不会以任何方式被降低，也不会影响动作电位的质量，因此动作电位的目标组织无论离神经元胞体多远，都能获得相同的脉冲。在有髓鞘的轴突中，髓鞘又进一步阻止了局部电流的跨膜扩散，这促使电流沿着神经纤维下行，到达郎飞氏结的无髓鞘区域，那里有高浓度的离子通道。受到激发后，这些离子通道将动作电位传播到下一个节点。因此，当动作电位在每个节点得到补充时，它更像是沿着纤维跳跃，因而这个过程被称为跳跃传导。作为一种不随传输距离而衰减的全或无的信号，动作电位具有与电子数字类似的优点，它不仅被生物利用来形成复杂的模式计算过程，还被应用于人工神经网络的开发过程。

此外，数学和计算模型对理解动作电位是有益的。通过对现实数据和情况的简化，计算模型能够提供可以通过实验数据进行测试的预测，为实验提供了可能的方向。最重要和最精确的早期神经模型是霍奇金-赫胥黎模型，它通过一个耦合的四组常微分方程来描述动作电位。尽管霍奇金-赫胥黎模型是最被普遍接受的神经计算简化模型，并且在大量的计算过程中发挥了重要的作用，但现实的神经细胞的跨膜电位变化要复杂得多，很多研究也使用更加复杂的模型进行计算，如莫里斯-勒卡尔模型和菲茨休-南云模型。霍奇金-赫胥黎模型及其相关模型的性质已经在数学、计算科学和电子学中得到了充分研究，目前更多的研究集中在更大、更综合的系统上，如通过将动作电位模型与神经系统其他部分（如树突和突触）的模型结合起来，以研究更加复杂的生理过程。

（三）树突计算：神经元的决策区域

在神经元的决策区域，我们需要面对的问题是"什么情况诱发了神经元或者肌肉细胞的动作电位的产生，并且这种产生与智能的关系是什么？"当我们回顾第一章第二节的内容时，在大脑感知世界的过程中，动作电位的产生是由于光信号、电信号或者化学信号的作用，这些信号控制了感觉神经元的相应蛋白，打开了势能的阀门，释放势能并产生动作电位。感知的过程可能是由几级神经元共同完成的：第一级动作电位通过轴突传导到上一级，而上一级的神经元通常接收数百到数万的下级信息，并进行整合计算。这与人类社会的决策过程有点类似，如在市场部，每一位单独的员工仅负责收集某个局部市场的信息，并把这种信息汇集到上一级的员工，而上一级的员工则通过汇总整合，再向更上一级的人员汇报。

为了应用和解释，我们可以把单个神经元抽象为加法计算器，也许这种抽象并不影响我们在庞大数量的神经元群体中产生"智能"。但是我们还是有必要阐明一下，自然进化产生的神经元的计算过程要比直观的加法复杂很多。每一个下级神经元向上汇报的信息（在神经科学中，通常以相反的方式称呼神经元之间的层级结构，接收信号的神经元是下级神经元，而发出信号的神经元才是上级神经元），可以是正向的（兴奋性），也可以是负向的（抑制性），也可以存在不同的作用时间长度。这些信号在树突中通过电流整合的方式产生汇总信息，并决定神经元自身是否产生，以及以何种频率产生动作电位。正是这种"机械"的模式，通过大量的层级结构和精巧的连接做了更复杂的事——神经计算。

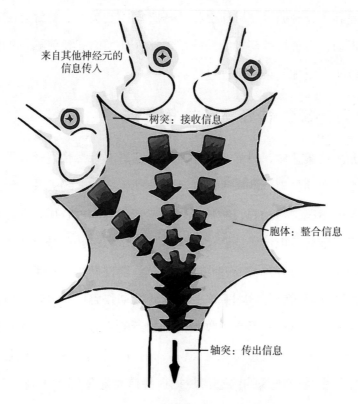

来自其他神经元的信息传入

树突：接收信息

胞体：整合信息

轴突：传出信息

■ **神经元传递信息示意图**

神经元接收传入的信号，综合汇总信息后，决定自己是否产生和产生何种频率的动作电位。

神经系统消耗了身体能量的不成比例的一部分。在人类中，约占身体质量2%的大脑，使用了约20%的身体能量。大脑的相对能量消耗的增加，特别是人类进化的过程，反映了大脑相对身体的3倍的膨胀，以及每个皮质神经元突触数量的增加。数百万年来，对中枢神经系统的这种更多的能量分配，巩固了我们大脑更强大的认知能力，并且由于食物摄入量的增加和质量的提高及肠道和运动消耗的减少，使高强度的脑力劳动成为可能。那么，大脑中所有这些能量都用于什么？它与大脑的信息处理能力存在何种联系？

（四）突触连接：神经元的传递网络

每个神经元都从数量在数百到数万个不等的下级神经元那里接收信息，并决定是否产生及以怎样的频率产生动作电位，在此过程中，突触是发挥作用的基本位置。在我们人类的身体中，突触的信号传递通常是基于化学信号的，这意味着神经冲动通过被称为神经递质（一种配体）的化学物质从神经元的轴突末端传递到目标组织。如果神经递质的作用是刺激目标细胞进行某个动作，那么它就是一种兴奋性神经递质；反之，如果它抑制目标细胞的活性，那么就是一种抑制性神经递质。

一旦动作电位的信号到达突触，它就会打开突触前膜上的电压敏感钙通道，随后钙的流入会使充满神经递质的小泡迁移到细胞表面，并将其内容物释放到两个神经元之间的间隙中，这个缝隙被称为突触间隙。前一个神经元释放的神经递质会扩散到突触间隙的各个地方，并与后一个神经元膜上的受体相互作用，这时，神经递质就会打开突触后细胞内的离子通道，并引发后一个神经元的反应。这些化学反应综合决定了下一级神经元是否产生动作电位。

这一复杂的过程也容易被一些毒素利用。会导致破伤风和肉毒杆菌中毒的神经毒素——破伤风毒素——就能抑制这一进程，这也是破伤风会导致生物体迅速死亡的基本原理。还有几种神经毒素，包括天然的和合成的，被设计用来阻断动作电位的产生，如河豚身体中的河豚毒素和贡纽拉克斯（负责"赤潮"的甲藻属）中的蛤蚌毒素通过抑制电压敏感的钠通道来阻断动作电位。有一些类似的如黑曼巴蛇的树突毒素，也能够抑制电压敏感的钾通道，但这种离子通道抑制剂有一个重要的研究目的，它允许科学家设计并随意"关闭"特定的离子通道，从而观测该通道的作用。这些针对动作电位的抑制剂，由于会产生十分有效的神经毒素效果，也被考虑作为化学武器使用。例如，我们熟知的杀虫剂，那些针对昆虫离子通道的神经毒素已成为有效的杀虫剂成分；还有一个例子是合成的氯菊酯，它延长了参与动作电位的钠通道的激活时长。由于昆虫的离子通道结构与人类的离子通道显著不同，因此氯菊酯对人类的危害很小。

除了化学突触，还有电突触。电突触虽然在人类身上并不多，但在大多数动物的中枢神经系统中都能找到。电突触的突触间隙较窄，突触前膜和突触后膜比化学突触更紧密地结合在一起，并且中间的电阻较低，这意味着突触前膜神经元和突触后膜神经元可以通过电流直接进行信息传递。电突触在低等脊椎动物和无脊椎动物体内较多。

电突触比化学突触的传导速度快得多。这些突触免去了神经递质这个"中间人"，而是将突触前和突触后的细胞连接在了一起。当动作电位到达电突触时，流入突触前细胞的离子电流可以穿过两层细胞膜的屏障，通过突触间的通道进入突触后细胞。因此，突触前动作电位的离子电流可以直接刺激突触后细胞，即能更快地传输信号。

无论是化学突触还是电突触，它们在总体上决定了突触后神经元的去极化过程。如果在单位时间内，一个神经元接受的正向信号的总和减去负向信号的总和可以支撑神经元完成去极化的过程，就会产生一次可以传递的动作电位。我们前面曾说过，最简单的模式是我们可以认为一个神经元是一个加法运算器，如果计算的总和超过了某个事先设定的阈值，那么传出就为 1（即引发一次动作电位），否则就传出 0（即不传出动作电位，仍旧保持静息态）。这种加法运算器同样也是人工神经网络，或者说人工智能的基础。

　　进一步讲，我们应该谈一谈突触计算，因为它太复杂了。在很多时候，突触计算并不是简单的传入和接收，突触中的电化学反应有着更加复杂的计算过程。通常情况下，同一种神经递质会对应几种不同的突触，如兴奋性的谷氨酸递质就有五种不同的受体，其中最常见的两种受体具有完全不同的时间常数，而这种时间常数的差异被有些理论家们认为是形成工作记忆的基础。

　　谈到工作记忆，就需要说到突触可塑性了。突触之间的连接在时间轴上并不是一成不变的，在神经科学领域人们用突触可塑性来描述这种突触的连接强度随时间的改变。最简要的分类就是把突触可塑性分为短期突触可塑性（Short-term synaptic plasticity）与长期突触可塑性（Long-term synaptic plasticity）。短期突触可塑性主要涉及易化、抑制、增强等机制。长期突触可塑性比较复杂，主要表现形式为长时程增强和长时程抑制，以及放电时间依赖的可塑性。这些机制已经被公认为是学习和记忆这些高级认知活动在细胞水平的生物学基础。

　　在神经元层面，突触可塑性也存在多样化，这进一步增加了突触可塑性的复杂度。同一个神经元的突触可以表达不同形式的可塑性，而且神经元之间的神经递质的释放是概率性的，一次动作电位是否会引发神经递质的释放，还随着突触的短期可塑性的活动而改变。简言之，突触可以选择性地过滤神经元之间的信息流，但是具有一定的随机性。考虑到随机性，一个神经元产生的一系列动作电位很可能在其数千个突触终末中的每一个都引发不同的囊泡释放模式。因此，每个神经元不是传递一个信号，而且传送大量不同的信号到它工作的神经回路。概括来说，这些突触特异性信号是神经元产生的动作电位序列的选择性过滤的结果，受到突触前和突触后活动的调控。总的来说，知道哪些突触传递一个给定的动作电位，比简单地知道一个神经元放电能获得更多的信息。因此，来自单个神经元的交流是很多突触共同作用的结果，而不是一个单独的反应。

正如突触可塑性的表达涉及一个大范围的时间尺度，它的诱导可以是快速的，也可以是经过长时间的整合才开始的。突触可塑性可以对动作电位的发放模式施加复杂的影响，从而使有效的电路连通性最大化。突触的潜在计算能力很大，因为它们的基本信号传输特性可以通过许多不同的方式受到突触前和突触后放电历史的影响。根据通过突触的信息流方向，可以确定三类突触信息传导模式：①前馈。该模式中，突触前神经元向突触后靶细胞发送信号。在这种类型的突触连接中，可塑性完全依赖于突触前神经元的活动。②双向。通过突触的信息流也可以是双向的，这大大提高了突触的计算能力。这时突触可塑性也依赖于突触后神经元释放的逆行信号的反馈。③混合。这种反馈的可塑性可以单独运作，也可以与突触前活动一起运作。突触可塑性的前馈、反馈和相关形式的混合具有完全不同的功能和计算意义。

短期突触可塑性可以极大地改变神经元激活其突触后靶点的方式，这在小脑中得到了完美地体现。小脑中的攀缘纤维，其突触连接具有较高的初始值，概率的囊泡释放决定了突触间隙的神经递质和受体的可恢复性，因此短期可塑性以抑制为主。而平行纤维的突触是低初始值突触，其短时可塑性以易化性为主。

动作电位的激活模式和动作电位的时间参数对突触强度有着深远的影响。对突触而言，多种形式的突触可塑性机制的共同作用最终决定了突触的反应特性。当抑制或易化占主导地位时，这种相互作用还不显著，但当初始释放概率处于中间时，这种相互作用就变得很明显了。在这种情况下，突触的激活时间决定了突触可塑性的易化或者抑制的方向，也就是说，不同的突触前电位序列可以引发不同的突触可塑性结果。基于以上的研究结果，突触动力学的一个重要发现是突触可以作为过滤器，使用范围很广泛。对那些神经递质释放的初始概率较低的突触，如平行纤维突触，就可以起到高通滤波器的作用；而对那些初始释放概率高的突触，如爬升纤维突触，则充当低通滤波器；而具有中等释放概率的突触，如海马中的侧枝突触，则起着带通滤波器的作用，当突触前活动处于中等范围时，它能最有效地传递脉冲。但给定突触的滤波特性并不是固定的，它们可以通过调节初始释放概率或突触传递的其他性状来调整。

第二节　捧起了这个世界

机械地完成了计算职能的神经元们通过连接把控着这个世界。在这一节里，我们用几个有趣的事实，看看神经元是如何把控我们的行为与智能，以及如何演化出了我们的行为、社会性，甚至是竞争与杀戮。

（一）动机行为与神经元

在 20 世纪 30 年代，心理学家伯尔赫斯·弗雷德里克·斯金纳设计了一个操作调节室，即"斯金纳箱"。在这个箱子，动物对杠杆的按压将触发强化刺激，如食物或水的输送，或者惩罚性刺激，如痛苦的足底电刺激。被放置在斯金纳箱里的老鼠们将迅速学会按杠杆的规则，它们知道按压某个杠杆能获得食物奖励，并避免按下那些能给予惩罚性刺激的杠杆。到了 20 世纪 50 年代，心理学家詹姆斯·奥尔兹和神经科学家彼得·米尔纳进一步改进了斯金纳箱，当按下杠杆后，通过深植入老鼠大脑中的电极，直接刺激大脑中的核团。实验的结果也许是行为神经科学史上最具戏剧性的：老鼠会以每小时多达数千次的频率按下杠杆，以刺激自己的大脑。被电极所刺激的脑区是下丘脑，人们认为这是一个娱乐中心，或者一个奖励电路，激活这个区域比任何自然的刺激都更强烈。

随后的一系列实验表明，老鼠更喜欢对这个娱乐中心回路的刺激，甚至超过了它们对食物（即使它们饿了）和水（即使它们渴了）的偏好。那些进行自我刺激的雄性大鼠会忽略雌性，而雌性大鼠甚至会抛弃它们刚出生的、仍需哺乳的幼崽。大鼠们会不断地按下杠杆，有些大鼠甚至会在 24 小时内以每小时 2000 次的频率进行自我刺激。研究人员必须强制动物们离开刺激机器，以防止它们因饥饿而死亡。这时，按下杠杆似乎成了大鼠们的整个世界。人们随后进一步系统地改变了电极刺激的位置，从而绘制了大脑的奖励图谱。这些实验表明，刺激大脑的新皮质不能引发任何追寻回报的行为。与奖励相关联的结构全部都位于大脑深处，它们沿着中线分布，组成了大脑的奖励回路。

奥尔兹和米尔纳所进行的操作条件反射的研究结果，随后被商业和医疗领域广泛应用，产生了很多道德和不道德的结果。如何利用底层的奖励环路诱发重复性的行为在很多行业都是过去或现在仍在继续使用的手段，这些方法不仅被广泛应用在商品生产和销售的策略中，在过去的心理治疗中，这些方法也曾被不恰当地采用。基于该研究结果在日益蓬勃的游戏行业中如何进行游戏的设计以诱发玩家的重复性行为，也是非常重要的研究范畴。

一种在科研和伦理层面上极其疯狂的想法是，如果一个人被植入能够刺激他的神经元奖励环路的电极，而这个人又能自己控制刺激的频率，会产生怎样的结果？同样会产生心理上的快乐吗？对电极的使用需求会比食物、性或睡眠更具有吸引力吗？事实上，有些实验给出了这个问题的答案，实验结果在 1972 年发表的一篇题为《对同性恋男性中异性性行为的刺激》的论文中得到了报道。患有抑郁症和强迫症的 24 岁男性同性恋 B-19 被推入手术室，电极被植入他大脑深处的 9 个不同部位。手术 3 个月后，实验者进行了后续的干预研究。最初，刺激被依次传递到 9 个电极，其中植入隔区（Septum）的电极能引发愉悦的感觉。当病人 B-19 被允许自由使用刺激器后，他放弃了一切其他的行为，只是执着于对按键的重复按压，以获得快乐。这里需要强调的是，对人脑的奖励环路的研究表明，神经元的群落可以产生复杂的行为，人类的需求、快乐在一定程度上可以用符合机械原理的神经元的电活动去解释。

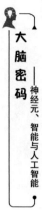

（二）竞争行为与神经元

另外一个示例是竞争行为，在通常情况下竞争行为被描述为智能的复杂社会活动，是每个智能客体在生存的环境中都需要面对的挑战。在心理学中，自然智能客体更愿意把竞争描绘为个体力图胜过或压倒对方的心理需要和行为活动，描绘为对自我成就的实现与追求。自然智能的客体争夺水、食物、配偶、住所，同时也争夺财富、权力、威望和名声。这些高尚的、内化的、勇敢的、理性的行为，是不是也是由渺小的、无声的、单纯的、反复运算的神经元来编码和完成的呢？浙江大学胡海岚研究团队的实验显示，"胜利者效应"存在基础的神经环路。虽然实验是在小鼠上进行的，可是完美地具有了类比和泛化到最高级智能体——人类的无限可能。

实验者设计了只能允许一只小鼠通过的管道，当两只小鼠在这个狭窄的管道里相向而行，两只小鼠会相互推挤。最终，竞争能力强的小鼠会"强势"地将竞争能力弱的小鼠挤出管道，竞争能力弱的小鼠也会出现主动退出的情况。这是身体的对抗，还是意志力的对比？研究结果显示，这受自然智能体大脑内中缝背侧丘脑投射往前额叶皮层的神经环路的操控，一群神经元的电活动就足以改变小鼠竞争力的强度。

2017 年，科研人员借用药理遗传学和光遗传学的实验方法，证明了人为调节前额叶皮层神经细胞的活动水平会"逆转"小鼠的竞争关系：这群细胞活动被抑制后，好斗小鼠会变得消极，不再好斗，并且容易被推挤，还出现了主动后退的现象，最终在钻管比试中输给原先的"手下败将"。而原先战败的小鼠在被研究人员激活这群细胞后，变得更英勇，发出了更多的推挤动作，最终"逆袭"为获胜者。"英勇"在神经元群落的活动中得以显示和表征。

这个"竞争"实验所表示的自然智能客体的竞争力是能够泛化的吗？

后续的研究表明，在钻管测试中获胜的小鼠能够获得更多的食物，标记更大的领地，对异性小鼠唱出更多的求偶歌曲，甚至偶尔会拔掉竞争能力弱的小鼠的胡须。相关的结果同样可以泛化到更为复杂的社会环境中：四只小鼠被关在同一个冰冷的笼子里，笼子里只有一个角落是温暖的，但只容得下一只小鼠。在争夺温暖角落的过程中，在钻管测试中屡战屡胜的小鼠，在热源争夺中也更占优势。

这一系列的实验表明，机械运作的神经元在组成神经网络后不仅能够控制单独个体的智力、需求、动机与行为，在复杂的社会环境互动过程中同样具有决定性的作用。在二体互动中的胜败可以由神经元群落的活性决定，在更加复杂的多体互动模型中，自然智能的客体的成败在一定程度上也取决于其神经群落的活动。神经元的调控在群体竞争中发挥了重要的作用，并且展现出了巨大的社会力量，具有特定类型神经群落活性的胜利者终将获得更多土地、食物、异性和用以炫耀的战利品。

一个有趣的事实是，这种神经元活性并不是一成不变的，遗传是一个重要的决定因素，而习得是另外一个重要的决定因素。排除与生俱来的因素，神经元对自然智能的"胜利"存在着学习效应。一个意大利研究组发现，当动物被打败时，中缝背侧丘脑投射往前额叶皮层的神经元连接强度会降低。而"胜利者效应"恰好与之相反，在连续获胜的情况下，动物大脑中缝背侧丘脑投射往前额叶皮层的神经环路会得到明显的加强，而这种加强成了逆袭的重要前提条件。选择了适度的对手，获得连胜，加强中缝背侧丘脑投射往前额叶皮层的投射，最终击败"强敌"，也许正是成语"循序渐进"的神经群落基础。

（三）同类杀戮行为与神经元

竞争的极端表现是对对手，包括同类对手的漠视与杀戮。在欧洲的山区、亚洲的平原、美洲的荒野和非洲的沙漠，同类杀戮的事实并没有因为既往的和平而被历史掩埋。同类杀戮行为在动物中普遍存在，从看似可爱的狐猴到狡猾的黑猩猩和强大的大猩猩，哺乳动物纲灵长目的动物在它们自己的物种内杀戮"他人"的次数几乎是普通哺乳动物的六倍。鲸鱼很少互相残杀，蝙蝠和兔子也是如此。一些猫科动物和犬类偶尔会杀死它们自己物种中的"他猫"或者"他狗"，如在争夺领地或配偶时。然而，大多数灵长类动物使用致命暴力的频率比其他动物群体要高，有时甚至有组织地突袭并杀死它们同物种的其他成员。

用老鼠杀死老鼠是研究掠夺性攻击（杀鼠行为）的常用方式。有一些基本的探索方向：神经元中镁离子的缺乏可以引起大鼠种间的侵略性行为。多种镁盐（氯化物、多羟乙酸盐、天冬氨酸盐、葡萄糖酸盐、乳酸盐）的补充，均能抑制杀戮行为。同时，氟普拉嗪可抑制雄性间的攻击，以及母体的侵略和杀戮行为，但不会对捕食产生影响。值得注意的是，氟普拉嗪也是一种有效的抗焦虑药物，这为杀戮行为和焦虑的相关性提供了一个可能的佐证。在人类行为中，也会使用镇静药物干预冲动和暴力行为，如氟哌啶醇、氯丙嗪、氯硝西泮、劳拉西泮等。这些药物的作用都是影响大脑中部分神经元的活性，从而使服用者产生更为安定的行为。

（四）通过操作神经元进行知识转移

当我们接受个体行为与群体行为都是，或者至少都有可能是神经元群体活动的表现，另一个有趣的研究方向就是我们是否能够通过现代的方法，影响或改变动物与人类的行为和记忆。这里描述的对记忆的影响与改变通常意义上可以分为两个方向：记忆的"转移"和"植入"。如果类似的研究可行，则可以给神经元群落通过个体的机械行为产生群体的智能行为又添加一个强力的佐证。

在研究领域里，"记忆植入"代表着通过外界的非自然的信号刺激使大脑获得某种非正常的记忆。而"记忆转移"意味着从一种生命中提取已经获得的记忆，并且转移到另外一个个体的神经元当中。在对阿普利西亚海洋蜗牛的尾巴进行轻微电击后，蜗牛的防御性收缩——蜗牛为了保护自己免受伤害而收缩——变得更加明显。受到电击的蜗牛表现出持续约50秒的防御性收缩，而那些没有受到冲击的蜗牛只收缩了约1秒。从受到电击的蜗牛的神经系统中提取 RNA，并将其注射到没有经受这一刺激的海洋蜗牛体内后，这些非敏感蜗牛就像它们自己受到尾部电击一样，显示出大约40秒的防御收缩。

在20世纪50年代和60年代，麦康奈尔训练扁虫（扁形动物门的一个物种），然后把训练有素的扁虫的身体喂给未经训练的扁虫。然后，未经训练的扁虫似乎表现出训练有素的扁虫的行为。他还发现，被斩首的训练有素的扁虫在长出新头后会记得它们的训练。当然这种方法在具有复杂神经系统的生物中几乎是不可复现的，然而食物中的小 RNA 与人体个性的相关性也在近些年的研究中得以显示。

由于神经群落的复杂性，对更高级生物的记忆的植入与转移是一件更难以实现的事情，这个方向的努力仍在持续。这方面的研究首先面对的是技术问题。

近年来，基于已经发现的记忆形成机制和光遗传学技术（一种可以操控大脑中脑细胞活性的技术）来治疗创伤后应激障碍有了很大的进展。人们发现，记忆虽然毫无意外的是储存在神经元中的，但这些神经元实际是生长在一起的，而不是分散在大脑的各个角落里。这样的脑细胞群被称为记忆印迹或记忆痕迹（Engram），指的是记忆被存储的地方。因此，研究人员就在设想，能否针对某一个记忆印迹，去单独操纵它，使人们能够暂时或永久地忘记特定的记忆，同时保持所有其他记忆都是完整的。更进一步地，是将美好的记忆植入人的大脑中。

这些都是可能通过光遗传学来实现的。在人身上，这种实验的基本设计思路是：首先，识别负责特定记忆片段的特定神经元群。其次，将对光敏感的视蛋白（Opsin，一种光敏蛋白）插入记忆印迹中，使该区域的神经元对光敏感；最后，植入光纤或微型 LED，瞄准光敏神经元。光线的开关由一个微芯片控制，以激活或抑制这些神经元，进而操纵记忆。如果需要忘记特定的记忆，则通过光线抑制神经元的活性，从而达到消除记忆或使这部分记忆无法被唤醒的目的。如果需要植入美好的记忆，其过程则更为复杂。受试者要准备好美好的记忆，如正在享用美味的晚餐。随后，受试者被放入另一个环境中，如他过去由于贫穷所居住的肮脏的小房间。此时，通过光线的刺激，帮助受试者回忆起美好的记忆，并将这个环境和美好的记忆联系起来，有效地创造出美好的记忆就发生在当前环境中的虚假记忆。最后，受试者将喜欢当前这个环境。通过去除创伤性记忆，并植入美好的记忆，创伤后应激障碍患者就能从过去的事件中逃脱出来，并恢复快乐的生活。

当然这仅仅是实验的设想，但在动物身上相关的实验已经展开，并基本符合预期效果。基于上述理论设想，诺贝尔奖得主利根川进成功地在小鼠的大脑中植入了虚假记忆。利根川进和他的团队首先将小鼠放入第一个小房间中，并在那里标记出小鼠对第一个房间的记忆印迹。随后他们将小鼠转移到另一间完全不一样的小房间中，并激活第一个房间的相关记忆印迹。这样，小鼠就会回忆起第一个房间的环境信息，尽管它们实际上是在第二个房间。此时，小鼠被电击以引发恐惧记忆。随后，小鼠被放回第一个小房间，虽然在那里它们从未真正经历过电击，但小鼠仍表现出恐惧样行为，就像它们曾在第一个小房间里被电击了一样。最终，错误的记忆被成功地植入了小鼠的大脑中。

同时，记忆植入的目标脑区也随着神经科学的进展而逐步清晰。第一个涉及记忆植入的大脑结构是杏仁核。杏仁核以其在情感、学习和记忆中的作用而闻名，它也在恐惧感知、恐惧事件的记忆中很活跃。另一个这样的大脑结构是海马。海马对记忆的形成很重要，那些患有创伤后应激障碍的人，他们海马的体积明显变小。相关研究进一步表明了以机械方式活动的神经元组成了我们情感、动机、记忆与社会性行为。

　　我们有必要强调一下记忆植入的风险性问题。记忆植入的最终目标是什么？是发明一种设备或者一种手术方式吗？假定这种设备的使用者或者进行记忆植入手术的医生可以将记忆植入他人的大脑，这些记忆可以是别人的记忆，也可以是使用者制造的虚假记忆，这样就可以完全重写一个人的记忆，甚至改变他们的性格、知识、自我认同等。如果是这样，我们更需要注意的肯定是伦理问题。

　　记忆植入的伦理问题在一部分患者身上得到了部分解决。恐惧是很多生物体身体上的瞬时反应，是用于抵御即将到来的危险或避免危险的。这种"非战即逃"的反应是正常的、健康的，但在创伤后应激障碍患者中，这种反应的强度过大了，恐惧的保护作用已经被改变或损坏。患有创伤后应激障碍的人即使在危险已经过去很长时间，仍会经历恐惧和压力，这些人无法阻止对所发生的可怕记忆的回忆。患有创伤后应激障碍的人可能是恐怖事件的受害者或目击者，但在恐怖事件结束后，这个人仍会在脑海中反复经历该事件。目前，主要的治疗方法是去看心理学家或咨询师，帮助大脑"克服"事件；或者去看精神科医生，服用一些药物，帮助缓解压力；还有许多其他疗法，如艺术疗法，以间接缓解压力。一些统计数据表明，大约有60%的男性和50%的女性在一生中至少经历过一次创伤性事件，在这些人中，虽然只有大约8%的男性和20%的女性会发展成创伤后应激障碍，但考虑庞大的人口基数，这一病症的患者数量仍是巨大的。研

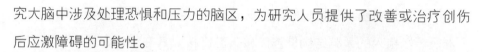

究大脑中涉及处理恐惧和压力的脑区，为研究人员提供了改善或治疗创伤后应激障碍的可能性。

记忆植入技术为患有创伤后应激障碍的病人带来恢复健康的可能，因为他们有可能选择忘记哪些记忆，以及植入什么样的新记忆。这些人可以重新融入社会，享受应得的幸福。然而，硬币总是有两面的，随着技术和策略的发展，记忆植入的危险变得显而易见。第一个就是对精神的控制。这种技术提供了一个精神控制的可能的通道，人们的大脑可能被修改，甚至是被奴役。当这种技术被用于非法目的时，人们的记忆会被抹去，假的记忆也可能被插入。记忆植入的相关技术如何监管？谁应该为植入的新记忆负责？如果技术有缺陷，对使用者造成了伤害，谁来承担责任？又在什么样的范围内承担责任？从本质上，这已经成为一个哲学问题：我们是否希望我们的大脑能被随意操控，即使操控者是我们自己。

在这一章的前两节，我们曾经探讨过神经元才是最可能成为人类感知、认知和行为基础的微小基石（但其数量极其庞大），有很多经得住时间考验的证据也表明，在知识的获取、记忆的形成和社交能力的习得等方面，神经元也起到了相当重要的作用。基于这些已经发现的证据，我们有理由回到本书的起点，重新去问一下，什么是智能？

我们能够得到的一个较为简单的定义是，智能是个体获取和使用新知识和技能的能力。当然这里的个体可以是生命个体，也可以是某种具有学习能力的机械个体。从这个视角来看，人类智能和人工智能都是智能。更为简单的定义是，智能即是"学习"的能力，这可以通过改变神经元之间突触连接的方式和强度来实现，也可以通过调整机器学习算法中人工神经网络的参数来实现。

对我们人类，要获取和使用新的知识和技能，需要经历多个顺序或并行的认知过程，包括感知、学习、记忆、推理和反馈学习等。从智能的定义来看，智能并不是一个单独的认知或心理过程，而是多个过程的选择性组合，是有目的地针对当前环境完成的适应性改变。智能可并不仅仅是解题或者寻找最优解，拿一个当下比较流行的、受年轻人关注的事情来举例——开发一个受欢迎的游戏软件。很多学生在编程课的结题作业中都喜欢交一个游戏软件，这些年不仅数量呈递增的趋势，制作也越来越精美。

当我们需要编写一个游戏，并计划向市场售卖这个游戏的时候，总体上我们需要掌握编程语言，并具有了解社会需求的能力，还有工科生们不太擅长的营销能力，可能还需要管理自己的能力，毕竟这是一个耗时、耗力、耗费金钱的课题。总的来说，我们的智能很难被看成某个单方面的能力，这显著地不同于我们在后续章节中探讨到的人工智能的计算原则与学习方式。在人类智能这里，我们更加需要强调的是智能的复杂性，以及智能计算过程的组合性。

正是由于这样的复杂性，智能的研究涉及心理学、神经科学与计算机科学等诸多领域。对智能最早的思考，正如你一定会想到的，会涉及古希腊的苏格拉底，以及他的学生柏拉图、柏拉图的学生亚里士多德，还有中国古代的老子、孔子。在这里我们首先要问一问，智能是人类特有的吗？

（一）动物有智能吗

智能是人类的决定性特征之一，它有多种表现形式，如语言智能（说话的能力）、空间智能（形成空间感知的能力）、数理智能（解决数学问题的能力）、情感智能（识别和管理自己和他人情绪的能力），以及在社会生活中需要用到的交际能力（与他人交互的能力）。

当然，对动物智力的研究由来已久，这在远古的神话传说和近代的哲学思考中有所体现。达尔文的《物种起源》出版以后，科学家们对动物是如何思考的探究达到了高峰，并将其与人类的思维进行比较。我们可以把动物智能定义为使动物能够生活在特定环境中，并适应这种环境的各种技能和能力的组合。很遗憾，从定义上来看，动物智能和人类智能并没有区别，区别主要在于智能的程度。

这是什么意思？动物拥有通过学习改变自己的习惯和行为来适应周围环境的能力，许多物种还能够形成社会群体。所有这些特征都是基于动物处理信息的能力，通过评估这种能力，人们发现，许多动物都具有相当高的智力。

（1）章鱼。到目前为止，科学发现倾向于认为章鱼是世界上最聪明的无脊椎动物，它们可以完成相当复杂的任务，如打开罐子以取出里面的东西。这表明它们不仅有良好的短期记忆和长期记忆，还从一出生就拥有学习新技能的非凡能力。章鱼中的一个优秀的物种拟态章鱼能够冒充其他物种（至少可以模拟 15 种动物），以保护自己不受捕食者的伤害。

（2）海豚。海豚非常聪明，并不完全是因为它们有很大的大脑，更主要的是它们是一种非常善于交际的动物，并具有高度发达的适应栖息地的能力。海豚在受伤或者生病时会互相帮助，并能通过叫声将自己的知识传授给其他海豚。

（3）黑猩猩。黑猩猩具有很高的智力，实际上黑猩猩是地球上最聪明的（非人类）动物。黑猩猩也善于交际，它们能熟练地使用不同类型的工具来完成复杂的任务，如用细木棍捉白蚁吃，或者用石头敲开坚果。

（4）猪。猪是具有高度适应性的哺乳动物，它们具有相当敏锐的学习新技能的能力。一些研究认为，成年猪的智力水平与一个 3 岁的人类孩童类似。猪的智力远远高于很多其他动物，包括其他家养动物，如猫和狗。

（5）乌鸦。这种非凡的鸟类能够使用工具，甚至在使用工具之后会保存它们以供将来使用。乌鸦的认知能力包括解决问题的能力，以及推理的能力，它们甚至具有完善的自我意识。尽管乌鸦的大脑相对较小，但记忆力很好，它们可以记住种群的其他成员，甚至可以在人类对它构成威胁时记住这些人类的面孔。

其他聪明的动物还包括拥有所有陆地动物中最大大脑的大象，能够识别不同人脸的鹦鹉，能为种群的其他成员作出牺牲的大鼠。其他一些有趣的例子包括乌鸦可以为未来做打算，章鱼会用椰子壳制作盔甲，猩猩会"聊"过去等。科学研究不断地让我们看到动物认知的新层面，智能是如此复杂，包含如此广泛的适应能力——对智能的测量仍然是令人困惑和棘手的问题。

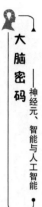
（二）智能的衡量

人类是非常聪明的生物，我们每天都依靠我们的智能来行动。虽然智能可以通过无数种方式来定义和衡量，但作为一个物种，整体智能使我们变得非常独特，并使我们能够在地球上持续兴旺发展。

首先我们来谈一下对动物智能的衡量，但这很难。最大的挑战之一是我们无法理解其他物种是如何处理信息的，有些动物有我们人类甚至无法理解的感官，如鲨鱼对电流有敏锐的感官，一些昆虫可以看到紫外线。

镜子测试是由戈登盖洛普在 1970 年提出的，这个测试试图通过测验动物是否能够识别出镜子中的影像是它自己，来判断动物自我认知能力。海豚、喜鹊是少数通过该测试的物种。但这个测试非常不完善，测试基于一个基本的假说，被测试的动物需要有完善的视觉功能，对那些主要依靠嗅觉来识别物体的物种，比如猪，镜子测试并没有提供自我意识的客观衡量标准。猪已经进化出记住食物的位置的能力，它们还会利用欺骗来让其他猪远离食物的隐藏之地。

比较动物之间的智力高低经常会引来大量不同意见。一个物种可能在某一领域表现出色，但在另一领域表现不佳，反之亦然。仅仅用人类的能力作为比较的基准，去试图衡量不同物种的智力，其缺点还是显而易见的。

我们人类的智力是无法准确测量的。正如我们在本节最初提到的，智力是非常复杂的，涉及多个领域，无论我们使用怎样高级的智力测量方式，以严格、客观的方式记录这个测量的结果，并采用全面的统计方法比较被测量对象的智力测量结果和他人的测量结果，我们都仅仅是对这个人智力的一个或几个方面进行了测试，这远远不是一个人智力的全部。

但我们仍旧要谈一谈智力测验的历史和类型。

在 20 世纪初，心理学家阿尔弗雷德·比奈和西奥多·西蒙在巴黎工作时，希望开发出一种能够区分预期学习能力较强的学生和预期学习能力较弱的学生的方法，以帮助教师更好地教育这两类学生。他们开发出了今天被大多数心理学家视为第一个智力测验的量表，它由各种各样的问题组成，包括命名物体、定义单词、画图、完成句子、比较项目和构建句子的能力。

比奈和西蒙认为，他们向学生们提出的问题尽管表面上不尽相同，但都是在评估学生们理解、推理和判断的基本能力。事实证明，测量方法之间的相关性是正的：答对一个题目的学生更有可能答对其他题目，尽管这些题目本身差异很大。

基于这些结果，心理学家查尔斯·爱德华·斯皮尔曼推断，智力可以由一个单一的基本构架来衡量。他把智力测验中所测量的不同能力和技能所具有的共同构造称为一般智力因素（用 g 来表示）。现在，大多数心理学家都认为，的确存在一个与抽象思维有关的通用智力因素 g，它包括获取知识的能力、抽象推理的能力、适应新情况的能力及从指导和经验中获益的能力。一般情况下，那些智力较高的人学习速度也较快。

在比奈和西蒙推出他们的测试后不久，刘易斯·麦迪逊·推孟，这位被称为"智商之父"的心理学家，修订了比奈-西蒙智力量表。他开发了比奈测试的美国版本，并称为斯坦福—比奈量表，这是对一般智力的测量，由各种任务组成，包括词汇、图片记忆、熟悉物体的命名、重复句子和服从命令等。

心理学家罗伯特·斯腾伯格是智力三元理论的提出者。斯腾伯格认为智力是一个三元结构，人们可能或多或少地表现出成分智力（分析性智力）、经验智力（创造性智力）和情境智力（实践性智力）。他还认为，传统的智力测试评估的是成分智力，即用单一的正确答案来回答问题的能

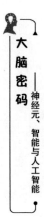
力，但它们不能很好地评估创造力（适应新情况和创造新想法的能力）或实用性（如写好备忘录或有效授权责任的能力）。

正如斯腾伯格所说的，后续的研究发现，创造力与分析性智力并不高度相关，而且特别有创造力的科学家、艺术家、数学家和工程师的智力得分并不比创造力较差的同龄人高。此外，与收敛性思维相关的大脑区域，即以寻找特定问题的正确答案为目标的思维，是和与发散性思维相关的大脑区域不同的，后者是为一个问题产生许多不同想法或解决方案的能力。此外，具有创造性往往需要一些由 g 衡量的基本能力，包括从经验中学习的能力、记忆信息的能力和抽象思维的能力。

（三）智力的类型

为了进行定义和研究，科学家们将智力进行了分类，其中最有名的是桑代克的理论。桑代克认为人类可能有三种智力，即操作智力、抽象智力和社会智力。

操作智力：熟练处理材料、工具，并与机器打交道的能力。

抽象智力：处理符号、思维和公式的能力。

社会智力：对他人感兴趣，能够采取被社会所接受的行动的能力，以及与大家保持良好社会关系的能力。

另一种智力的区分是流体智力和晶体智力，前者指的是学习解决问题和进行活动的新方法的能力，后者指的是我们一生中获得的对世界的累积知识。晶体智力会随着年龄的增长而增加，如更年长的成年人在解决填字游戏方面和年轻人一样好，甚至更好，而流体智能则往往会随着年龄的增长而减少。

其他研究者还提出了更多的智力类型。例如，瑟斯通曾提出，初级智力有七个群组，由文字流畅性、言语理解、空间能力、感知速度、数字能力、归纳推理和记忆组成。当然，即使是这么多维度，也往往至少有一定的关联性，这再次显示了 g 的重要性。

（四）极端的智力

智商分数通常是正态分布的，也就是说，大约 95% 的人口的智商分数在 70 到 130（按照通常的量表衡量）。但是其他 5% 呢？超出这个范围的个体代表了智力的极端。那些智商超过 130 的人被认为是有天赋的，而那些分数低于 70 分的人可能是有智力障碍，其标志是发育延迟，包括运动、认知和语言延迟。

在智商的分布方面也存在性别差异，男性的智商分布比女性更分散。男性被诊断为阅读障碍的可能性是女性的 5 倍左右。在智商分布的高端，男性的比例要高 20% 左右。

一些疾病或基因突变也会导致智商的显著降低或升高。例如，唐氏综合征，也称为 21-三体综合征，是一种由 21 号染色体的全部或部分拷贝异常引起的遗传性疾病，它通常与身体生长迟缓、特定的面部特征和严重的智力残疾有关。唐氏综合征是人类最常见的染色体异常之一，每年每 1000 名出生的婴儿中约有 1 人患有此病。患有唐氏综合征的年轻人的平均智商约为 50。

学者症候群（Savant-Syndrome）是另一个智力极端的例子。尽管有严重的精神障碍，但这些人在某些领域表现出远超平均水平的能力，如令人难以置信的记忆力、快速的数学或日历计算能力和高超的音乐天赋等。这些人可能在某些领域（如社会交往和沟通）有所欠缺，但却在其他领域得到了显著的弥补，这一事实进一步说明了智力的复杂性。

第四节　闪烁并且危险的宝石

虽然有时我们把对人工智能的探索看成是推动社会发展的重要应用研究，但有时我们也可以把对智能的探索看作是更为单纯的科学问题。科学问题是如此迷人，驱动着人们了解这个世界的真相与我们自身的秘密：宇宙是怎样的图景？物质由什么构成？生命的本质如何定义？思想和意识又由何产生？实践证明这些问题能够使我们获得更大的物质满足，也在诸多层面改变着我们自身。

公元前 300 年，诗人屈原用《天问》表达了对世界本源的追求："上下未形，何由考之？冥昭瞢闇，谁能极之？冯翼惟象，何以识之？明明闇闇，惟时何为？阴阳三合，何本何化？……"世界是什么？我们又是什么？这些问题，从宗教到哲学，再到科学，伴随着人类短暂的历史，深深地埋藏在文明的灵魂深处。

2020 年 7 月，"天问"一号在中国文昌航天发射场由长征五号遥四运载火箭发射升空，迈出了我国探索系内行星的脚步。科学的成果取得前所未有的繁荣：我们在陆地上飞驰，我们在天空中飞翔，我们横越广阔的海洋，我们飞向月球与火星。每次伴随着对"科学"（世界客观性）的理解的加深，社会总是获得生产力的巨大提升：对化学的理解，让我们培育出了更多的作物；对运动的理解，让我们拥有了繁复的机械；对原子的理解，让世界拥有了特性丰富的材料。虽然喜忧交织，但人类社会始终是在步履蹒跚地前行中。

对生命的理解同样改变着这个世界。拨开覆盖在我们灵魂上的皮肤，我们看到了肌肉、血管与骨骼；拨开组织的结构，我们看到了巨噬细胞、浦肯野细胞、红细胞、白细胞、肝细胞、脾细胞；拨开细胞的覆膜，我们看到了蛋白、基因、高尔基体。2015 年福布斯中国排名前 370 名的仅 24 名与医药产业相关。2019 年福布斯中国排名前 400 名有 47 名与医药产业相关。而到了 2020 年，福布斯中国排名前 400 名与医药产业相关的个体增到 60 名。生命的价格越来越高，世界范围内，2020 年，2095 名各行业亿万富豪中，有 160 位属于医药行业，比国内比例稍低。生命科学领域在新的世纪收获了巨量的果实，无数生命科学工作者也更加艰苦地奋斗在相关方向。这些研究汇集成巨量的成果，悄然改变着我们的世界。100 年前，天花还是威胁我们生命的重要疾病；50 年前，青霉素的价格还与黄金不相上下。

如果说生命科学是 21 世纪自然科学研究的王冠，大脑的研究更是王冠上闪烁且危险的宝石。就连发现 DNA 双螺旋结构的著名生物学家弗朗西斯·克里克也不禁感慨："你的所有概念，你的喜悦、你的悲伤、你的记忆、你的雄心壮志、你的本体感觉和你的自由意志，实际上都只不过是一大群神经细胞及其相关分子的集体行为。"2005 年，欧洲社会主导的"蓝脑计划"正式开始，其目的是从实验数据逆向打造哺乳动物的大脑。研究组将重点放在皮层单元上，皮层单元是哺乳动物的大脑所独有的结构，也叫新大脑皮层。这是一个新的大脑，哺乳动物需要它，因为它们需要处理亲子关系、复杂的社会互动。从老鼠发展到人，它是如此成功，为了生成这一惊人器官，把脑结构单元数扩大了大约 1000 倍。2015 年，亨利·马克拉姆领导的 3 人执行委员会被由 22 人的董事会取而代之，并将目的改为建立一个基于信息通信技术的协作科研基础设施，让欧洲各地的研究人员在神经科学、计算和大脑相关医学领域拓展知识。遗憾的是，由于巨量的资金需求和人类大脑的客观复杂性，该项目在 2019 年宣告失败。

在欧洲的"蓝脑计划"之后，美国、日本也公布了自己国家的脑研究计划，试图用资金和行政的方式推动相关领域的发展。2013 年，美国奥巴马政府宣布开始进行"脑计划",支持创新技术的开发和应用,以促进对大脑功能的动态理解。2014,日本启动"脑计划",该项目主要内容包括对普通猕猴大脑的研究、开发脑图绘制技术、人类脑图谱。

2016年,"脑科学与类脑研究"在我国"十三五"规划纲要中被确定为重大科技创新项目和工程之一,也被称为中国"脑计划"。目前可用"一体两翼"来概括,即以研究脑认知的神经原理为"主体",其中又以绘制脑功能联结图谱为重点,而研发脑重大疾病诊治新手段和通过计算和系统模拟推进人工智能的研究为"两翼"。追根溯源,快速发展,中国的脑科学研究在各个研究院所和高校纷纷建立。在技术与需求的推动下,脑研究的神秘花园终于展开了它迷人的景色。而智能与人工智能的研究又将把我们带向哪里?

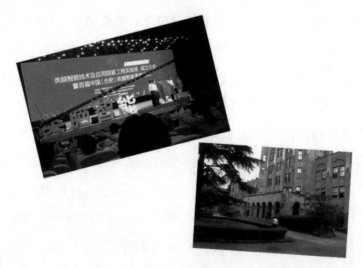

■ 类脑智能技术及应用国家工程实验室(合肥)与中国科学院神经科学研究所(上海)

第三章

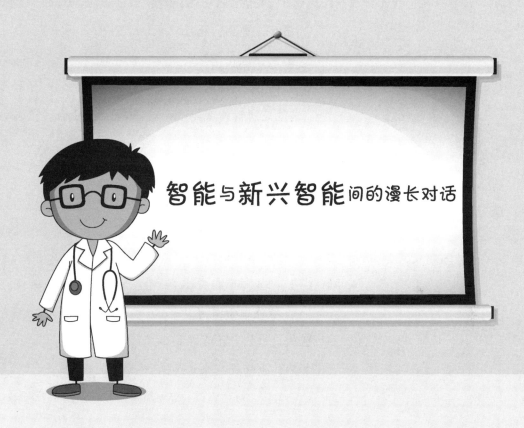

智能与新兴智能间的漫长对话

从未出现过，

亘古至今。

出生，进化，死亡。

出生，进化，死亡。

推动着思维变得更为繁复。

这就是所谓的智能吧。

从未远去过。

从女娲造人，

到函谷关的飘然，

从孔子六艺，

到卡丘流形。

智能源于指尖。

智能源于深海。

智能，也许并不存在……

智能，也许没有未来……

——刘昱《从未出现的智能》

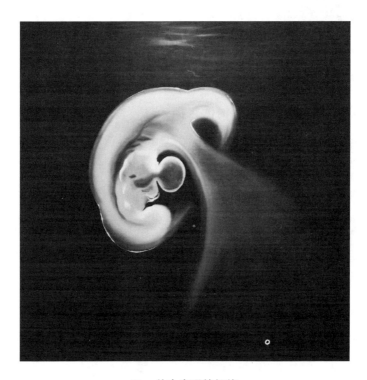

■　从未出现的智能

绘图：张文慧、陈默、赵晓雪

第一节　　行走在感觉与行为之间

当考虑抽象的概念时，"智能"与"人工智能"中被反复提及的观念都是"感觉"与"行为"：生物体包括人体，在数十亿年的演化过程中，特化出了多种感觉、计算与运动器官，用以完成从"感觉"到"行为"的过程，而计算机通过数十亿的晶体管完成了"感觉"与"行为"的基本过程，这便是两个主要由不同的四价元素所组成的智能体系，也许我们可以称它们为碳基智能和硅基智能。那么"碳基智能"与"硅基智能"最大的共同点是什么？也许就是从世界中"感觉"信息，并且作出对世界正确的"行为"。

在泛化层面，正确的从感觉映射到行为的函数都是"智能"或者"人工智能"，而如何构建这个函数却是一个极度困难的话题。自然智能与人工智能都是以感觉作为输入、行为作为输出的函数。而从函数的角度来看，自然智能与人工智能是一样的，都是为了寻找最优的行为输出与计算过程。

通常，我们认为函数的概念对应于输入、输出和中间的转化过程，这个概念真正开始发展是在 17 世纪。

17 世纪，伽利略的《两门新科学》一书包含函数（或称为变量关系）这一概念，用文字和比例的语言表达函数的关系。1673 年前后，笛卡尔在他的《几何学》中，已注意到一个变量对另一个变量的依赖关系，但因当时尚未意识到要提炼函数概念，因此直到 17 世纪后期牛顿、莱布尼兹建立微积分时还没有人明确函数的一般意义，大部分函数是被当作曲线来研究的。牛顿用"fluent"表示自变量，"relata quantitas"表示因变量，"genita"表示使用四种基本算术运算从因变量那里获得的量。1673 年，牛顿的对手莱布尼兹首次使用了"函数"一词，他用函数来表示几何量（如次切线和次法线）对曲线形状的依赖性，他还介绍了术语"常量""变量"和"参数"。这些概念最早出现在莱布尼兹和约翰·伯努利交换的信函中。两年后，伯努利发表了一篇文章，其中包含了他对变量函数的定义，即以某种方式由变量和常数组成的量。

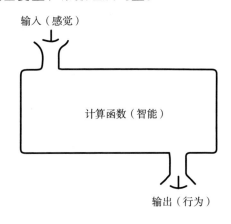

计算函数

智能与人工智能都在寻找从感知到行为的中间过程，这个过程也被称为函数。

1718 年，伯努利在莱布尼兹函数概念的基础上对函数概念进行了定义："由任一变量和常数的任一形式所构成的量。"他的意思是凡变量 x 和常量构成的式子都叫作 x 的函数，并强调函数要用公式来表示。1755 年，欧拉（伯努利的一个学生）把函数定义为："如果某些变量，以某一种方式依赖另一些变量，即当后面这些变量变化时，前面这些变量也随着变化，我们把前面的变量称为后面变量的函数。"这个定义被进一步表述为："一个变量的函数是由这个变量和一些数即常数以任何方式组成的解析表达式。"他把伯努利给出的函数定义称为解析函数，并进一步把它区分为代数函数和超越函数，还考虑了"随意函数"。欧拉的函数定义比伯努利的定义更普遍、更具有广泛意义。欧拉没有定义"分析表达"一词，但他试图通过解释可接受的"分析表达式"涉及四个代数操作、根系、指数、对数、三角函数、微分和积分来赋予它意义。欧拉将函数归类为代数或超然、单值或多重价值，以及隐含或明确，介绍包含三位一体函数作为数值比的最早处理方法之一，以及最早的算法处理对数作为指数。整个方法是代数的表示而不采用几何或者曲线的概念，在其研究报告中甚至没有一张图片或绘图出现。

1821 年，柯西从定义变量起给出了函数的新定义："在某些变数间存在着一定的关系，当一经给定其中某一变数的值，其他变数的值可随着确定时，则将最初的变数叫自变量，其他各变数叫作函数。"在柯西的定义中，首先出现了自变量一词，同时指出对函数来说不一定要有解析表达式。不过他仍然认为函数关系可以用多个解析式来表示，这是一个很大的局限。

对函数演化的另一个重要贡献来自让·巴普蒂斯·约瑟夫·傅里叶，他关注的是物质中的热流问题。傅里叶把温度看作是两个变量的函数，即时间和空间。在某个时刻，他推测在一个合适的区间内，三角级数中的任何函数都有可能得到展开式。然而，傅里叶从未对他的论断给出数学证明。这个问题后来被约翰·彼得·古斯塔夫·勒热纳·狄利克雷提出，他提出了充分条件，使得一个函数可以用傅里叶级数来表示。为了做到这一点，狄利克雷需要将函数的概念从它的分析表达式中分离出来。他在 1837 年用代表数值集的变量之间的任意对应关系来定义函数，一个函数成为两个变量之间的对应关系。函数被定义为使任何值的自变量都有唯一一个关联因变量的对应关系。

1914 年，费利克斯·豪斯多夫在《集合论纲要》中用不明确的概念"序偶"来定义函数，避开了意义不明确的"变量"的"对应"概念。卡济米尔兹·库拉托夫斯基于 1921 年用集合概念来定义"序偶"，使豪斯多夫的定义更严谨了。1930年新的现代函数定义为："若对集合 M 的任意元素 x，总有集合 N 确定的元素 y 与之对应，则称在集合 M 上定义一个函数，记为 $y=f(x)$。元素 x 称为自变量，元素 y 称为因变量。"

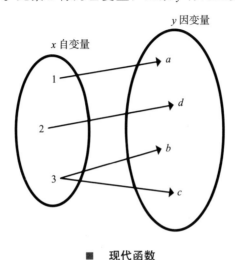

■　现代函数

函数被表示为两个集合元素之间的相互关系。

就像函数概念本身，"智能"与"人工智能"也在时间的轨迹里不断自我演化。生物体包括人体，在数十亿年的演化过程中，特化出了种种感知，就像第一章所说的嗅觉与味觉感知、视觉感知、听觉感知、触觉感知。这些感知组成的信息矩阵通过粗大的神经纤维传递到大脑，利用人体超过五分之一的能量，计算出智能体应该执行的功能（函数）。利用数学的知识创造人工智能函数也许是一个不错的选择，而模仿智能的结构似乎是另一个可以实现的途径。

对"智能"计算函数的寻找过程是由自然的演化完成的，而对"人工智能"则是由算法和设备的精进完成的。有趣的是，在一些语言体系下，"功能"与"函数"是同样的词汇，"智能"个体或者机械个体所执行的"功能"与感知和行为构成的函数是否就是一个统一的概念？而这个函数或功能又有哪些共同的特征?

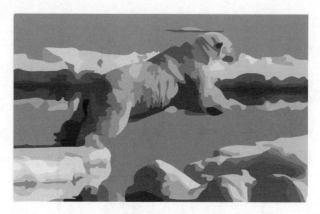

■ **动物所执行的功能或者函数**

这只北极熊在从一块浮冰跳到另一块浮冰。

　　从感觉中提取有效的信息，是"智能"与"人工智能"的初始步骤，也是"智能"与"人工智能"的第一个共同特征。感觉的对象在很大的程度上可以视为数据，而"智能"与"人工智能"所要面对的第一个问题就是对数据的分析。也许你接触过一点数据分析，虽然很多的数据工作者都强调分类的重要性，但是对"智能"而言，了解数据分布的形态与特点是最基本的。在这里，让我们从数据的角度，引入一些"智能"与"人工智能"的共同概念。

　　均值、方差、中位数等是经常用来描述数据特征的方式，而对"智能"和"人工智能"而言，直方图也许是更为直观反映现实世界数据分布的数据分析方法。设想我们想要了解任何一种需要统计的量：伙伴们的收入、城市建筑的质量、各学科的成绩、这个月的体重、到达视网膜的光子的频率，等等。就像整理家里硬币的时候，我们拿出不同的桶，1分的扔到桶1，2分的扔到桶2，5分的扔到桶3，1角的扔到桶4，5角的扔到桶5，1元的扔到桶6。然后我们便知道每个桶里的硬币的数目，也就是我们持有的硬币的分布。对大多数数据的处理而言，直方图（扔格子）是快速而直接的方法。要构建直方图，第一步是建立值范围的桶，即将整个值范围分成一系列间隔，然后把对应的数据扔到每一个桶里，计算每个区间中有多少个数据点。间隔通常是连续、非重叠的。桶通常相邻，并且大小相等。由于相邻的桶没有留下任何缝隙，直方图的矩形相互接触，以指示原始变量是连续的。通常横向的坐标代表桶的位置，每一个矩形的横向位置代表它容纳的数据的范围，而纵向代表桶里的数据的个数。

　　利用类似的方法，我们可以得到很多数据的直观理解，在数据分析方面，班级的成绩可以做成直方图，零件的公差可以做成直方图，建筑的高度可以做成直方图，人口的年龄可以做成直方图。

这看起来是极为人工的方式，而随着研究的深入，科学工作者们发现在"自然智能"方面也存在着大量用以处理感觉信息的"直方图"。例如，视觉的颜色是把不同频率的光子放入颜色的格子。在视网膜中，存在三种不同的颜色感光细胞，分别处理不同频率的光子信息。当不同频率的光子到达视网膜后，被不同的频率桶统计，最终决定我们看到的综合的颜色。嗅觉和味觉也是把不同的气味或味道分子放入不同"感知桶"进而生成复杂的感知。

无论"人工"或者"自然"，制作直方图时，基本上是在制作一个条形图，显示在一定范围内存在多少数据点。该范围是桶宽度。例如，我们计算一定范围内人口的收入水平，我们可以将其绘制为 1000 至 2000、2000 至 3000、3000 至 4000 等，在这种情况下，我们桶的宽度是 1000。我们也可以将其绘制为 1000 至 5000、5000 至 9000、9000 至 13 000 等，在这种情况下，我们的桶的宽度是 4000。桶越宽，失去的细节越多；桶越窄，需要的数据就越多。这也是直方图的形状有时对桶的数量敏感的原因。如果桶太宽，重要信息可能会被省略。例如，数据可能是双峰的，但如果桶太宽，此特征可能并不明显。此外，如果桶太窄，那么看似有意义的信息可能是由于桶中少量的数据点而出现的随机变化。要确定桶宽是否适当，应使用不同的桶宽并将得到的结果进行比较，以确定直方图形状相对桶大小的灵敏度。人工数据处理方面通常根据需要构建合适的数据分组，有时 5 至 20 组数据是较为常用的方式，当然还可以依靠更加复杂的规则选择直方图的桶的形式：多恩的规则、斯科特的规则、赖斯的规则等。而对"自然智能"而言，数据分组则更为灵活，进化使不同的感觉器官具有不同的数据分组模式。

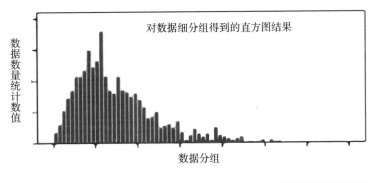

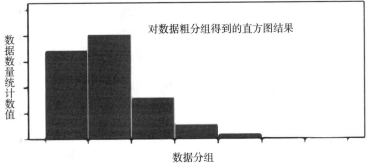

■ 数据分组的选择对直方图的影响

在实际的数据处理过程中，我们会看到各种类型的直方图，有均匀分布、正态峰值分布、偏峰值分布、双峰分布、多峰分布等。这些分布的特性会产生多种多样复杂的影响。例如，社会群体对某个个体的印象，如果是单峰分布，并且比较正向，通常我们称这个个体具有群体认同；如果是单峰分布，并且比较负向，通常我们称这个个体被群体否定；如果是双峰分布，通常我们称这个个体具有较大的争议。

在直方图的基础上，用一条合适的，既不过于简化也不过于弯折的曲线把直方图的所有的点连接在一起是"智能"需要进行的下一个步骤。这种连接可以在更加抽象的层面向"智能"提供"感觉"的信息，知道信息分布的规律。首先，让我们把直方图的矩形抽提成只有顶端构成的点的形式，然后我们提出的问题是如何寻找合适的通过这些直方图的定点的曲线。用手画一下，这是很容易的事情吗？如果你具有"智能"或是"人工智能"，这应该是很容易的。

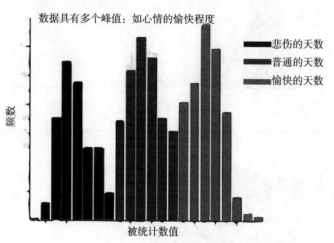

■ 多峰分布直方图

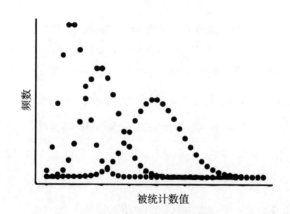

■ 直方图用点表示的形式

你能寻找到三条恰当地通过这三组点的曲线吗？

第三节　　拟合是通用的方法吗

感觉数据分布对"智能"与"人工智能"具有重要的意义，在感觉信息数据分布的基础上，"智能"与"人工智能"需要共同面对的另外一个核心问题是拟合。让我们扔掉格子，把直方图抽象为数据点阵，此时，我们是否能够寻找到一条通过这些点的最优美的曲线呢？让我们把问题稍稍泛化一点，看看"智能"和"人工智能"如何完成"拟合"这个问题。

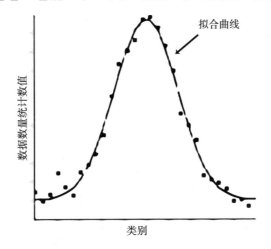

■　一条曲线适度地"通过"直方图去除矩形后的点

拟合是通常的智能理解世界的方式。这里的假设是，在被感知到的量之间存在着某种数学关系。"智能"渴望达到这一数学理想，但由于工具和数据本身的限制，它只能接近这一理想。如果"智能"真的知道自然的本质是什么，那么就可以把这些感知信息分配到它们预期的任务中去。然后我们会看到每个数据点都精确地落在一个完美的分析曲线上，那将是一个多么美好的智能世界。不幸的是，真实数据从来都不像数学中的理想曲线。这里的真实数据既包括来自自然的感知，也包括来自传感设备的信号，它们都无法达到"完美数据"的程度。这种"要是我们的设备能更好地记录实际值就好了"的期望在很多时候是"智能"和"人工智能"共同的美好愿望。

拟合是指寻找适合数据集的特定曲线模型的过程。有的时候，虽然数据点散乱，但是数据的本质是围绕某种关系形成的误差分布，这是我们通常需要面对的情况。最简单的特例是数据围绕着某种线性关系形成误差分布，在这样的情况下，我们可以用一条直线较好地通过这些数据的位置。这种拟合方式被称为线性拟合，这是"智能"与"人工智能"能够遇到的最理想的情况。而大多数的情况是变量之间的曲线关系不像线性关系那样简单，有时智能的数据在变量之间有弯曲的关系，有时智能的数据是多维的，有时智能的数据是极度掺杂噪声的。无论哪种情况，都对拟合问题提出了极大的挑战。

稍微混乱的数据　　　　　十分混乱的数据

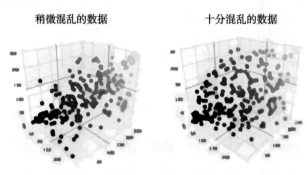

■　高维混乱的数据

你能找到穿过其中的直线吗？

对线性关系，当自变量增加一个单位时，因变量的平均值始终会按特定量变化，无论在观测空间的哪个位置，这种关系都是正确的。这是自然界中极为容易探寻的规律。在算法领域，人们也最先试图解决线性拟合的问题。在线性拟合之后，"人工智能"的研究者们考虑弯曲的曲线拟合，试图寻找一种普适性的拟合方式，而不是使用指定函数这样大家最先想到的方式。

对复杂曲线拟合最基本的方式是增加因变量的指数项的个数。不同于线性拟合只有一次项和常数项，多项式拟合具有更多的可变参数，方程具有二次项、三次项、四次项、五次项，等等。这样我们是否就完美地拟合所有的数据点呢？遗憾的是，这样的方式并没有提供一个伟大的、普适的拟合方式，很多情况下由于模型过于复杂，开始拟合随机误差，并错误地夸大了拟合的准确性。

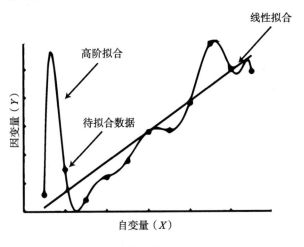

■ 有噪声的数据拟合

被拟合到一个线性函数和一个多项式函数上。虽然多项式函数是一个完美的拟合，但线性函数可以更好地预期：如果使用两个函数外推超出拟合的数据，线性函数应该作出较好的预测。

过度拟合在智能领域被定义为"产生的分析过于接近或精确地对应于一组特定的数据，因此可能无法拟合额外的数据或可靠地预测未来的观测结果"。有趣的是，自然智能在某些时候也存在着过度拟合的风险。在很多行业，我们都会看到习惯性的而非有益的动作，而这种习惯性的动作甚至会出现在生活当中，卓别林的知名喜剧电影《摩登时代》就试图描绘一个在现实生活中过拟合的实例。在实验方面也有类似的研究，长期训练左转向迷宫的老鼠，在迷宫翻转后仍进行左侧的转向，而不是依据翻转的迷宫进行调整。有趣的是，短期训练不会造成智能个体产生这样的行为，而在"人工智能"中，有时也使用提前结束训练来防止过度拟合。

在计算领域，对数据集的分割和一些算法的使用是防止过度拟合的常用方式。数据通常被分为训练集和测试集：训练集代表了大部分（约80%）可用数据，并且对模型进行了培训；测试集只占数据集的一小部分（约20%），用于测试从未与之交互的数据的准确性。通过细分数据集，"人工智能"可以检查模型在每个数据集上的性能，以便在模型发生时发现过拟合。除此之外，还有几种技术可用，如模型比较、交叉验证、正规化、早期停止、修剪等。某些技术的基础是：明确惩罚过于复杂的模型，通过评估模型在未用于培训的一组数据上的性能来测试模型的通用能力，这些数据假定该数据与模型将遇到的典型看不见的数据相近。

另外，有时"自然智能"还会通过探险来解决过拟合的问题。当人们过多地重复一个行为时，会更多地期望去探索一个新的世界，以避免过拟合的发生。而"人工智能"防止过拟合的方法之一恰恰也是拓展更多数据用以进行培训。这样的选择让算法可以更好地检测信号，以最大限度地减少错误。当用户向模型中输入更多培训数据时，模型将无法超配所有样本，并且将被迫进行概括以获得结果。用户应不断收集更多数据，以增加模型的准确性。但是，此方法被认为成本高昂。在这里，我们提出一个问题：如果存在一种方法，可以为任何存在的数据或者输入输出关系寻找到最优的拟合方式，这种方法是否可以构成"智能"与"人工智能"的基础呢？

不论刚刚的问题有怎样的答案，对"智能"和"人工智能"来说，拟合问题是重要的，因为它们随时都要面对模糊的感觉数据。一些神经科学实验表明，当我们的视觉系统逐渐抽提出不同的特征信息并看到人脸时，神经系统采用的方式就是把这些区别特征映射到相应的空间，并使用记忆的内容对感受到的信息进行拟合。如果用一个例子来说明拟合的基本过程，线性拟合是最直观的选择。在下面这张图中，你能找到最合适的穿过其中的直线吗？看起来是不是有些简单呢？在智能看来，拟合尤其是线性拟合是最基本的行为任务。

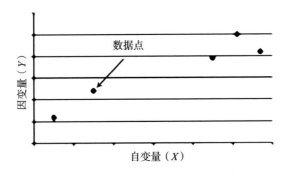

■　线性拟合的原始数据

当我们把拟合的问题抽象到数学的方式后，无论使用拟合问题的何种方法，包括最小二乘法、梯度下降法、高斯牛顿算法或者列文伯格–马夸尔特算法，都离不开一个最基本的概念——对拟合程度的判断。已经拟合的曲线与所有点之间的剩余距离的和，为这种判断提供了一个基本的思路。在噪声存在的情况下，自然智能与人工智能都不可能寻找到一个完美的、通过所有点的拟合曲线（这是一个过拟合的过程，正如上节讨论的），因此优秀的拟合永远存在拟合误差。

对线性拟合，拟合函数是一个两参数的线性方程，包括常数项和一次项的两个系数，可以分别用 a 和 b 来表示。这时 a 和 b 的自然数组合可以在一个二维线性空间中表示所有的直线。"线性拟合"的基本概念是寻找最适合的 a 与 b，使这条直线对感知的点所剩余的残差最小。在可视化的层面上，用 x 坐标和 y 坐标分别表示直线的参数，用 z 坐标表示拟合的残差。我们可以直观地表示一个自然智能与人工智能共同面对的问题：寻找残差最小的解决方案。用函数的方式来表示就是在参数和残差构成的曲面上，寻找误差最小的点。

当我们试图用智能算法将一条直线放置到散点之间的时候，我们遇到了一些问题：很难确定哪条线最适合。例如，三位科学家，乐乐、可可和宅宅，正在使用相同的数据集。如果每个科学家都画出不同的拟合线，他们如何决定哪条线最好？

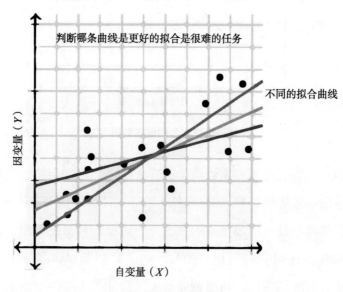

■ 哪条直线才是最好的拟合？

在回答这个问题之前，我们需要某种方法来衡量每条直线适合每个数据点的程度，这里使用一个新的概念——残差。考虑这个简单的数据集和一条通过它随意绘制的拟合线，衡量拟合的优劣步骤如下：

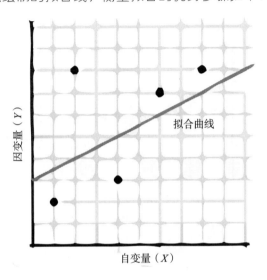

■ 衡量拟合优劣的第一步

首先我们选出（2，8）这个最高位置的点，判断这个点距离拟合直线有多远：这种垂直距离被称为残余。对高于线的数据点，残余为正值；对线下的数据点，残余为负值。例如，该点的残留物（4，3）是-2。数据点的残余距离越接近0，越适合。在这种情况下，相比点（2，8），这条直线适合点（4，3）。

对任何一个拟合，真实值 y 与预测值 $\dot{y}$ 都存在着差异，我们定义真实值 y 与预测值 $\dot{y}$ 的几何距离为残差，这个概念是"智能"与"人工智能"中最重要的测度。通常情况下，"智能"与"人工智能"需要衡量的是所有残差的平方和 $\sum (y - \dot{y})^2$。如果我们把待拟合函数的所有可变参数在水平坐标中表示（对线性拟合，用 x 与 y 两个坐标系），同时把拟合误差（通常可以表示为残差平方和）在垂直坐标中表示，我们就会得到参数与残差平方和构成的曲面，"智能"与"人工智能"寻找的最优拟合（"智能"与"人工智能"构建对世界的合理解释）就是寻找这个参数曲面的最低的位置。这里我们需要提到另外一点，信息学领域的交叉熵可以作为拟合度衡量的另外一个重要指标。

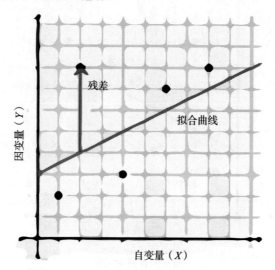

■　**衡量拟合的优劣第二步**

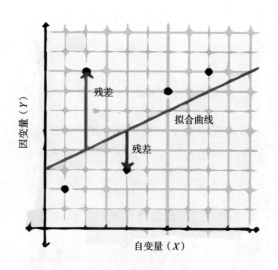

■　**衡量拟合的优劣第三步**

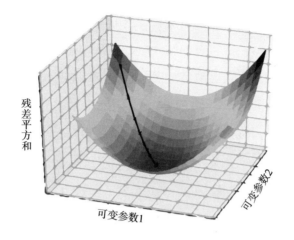

■ 函数参数与残差平方和构成的曲面

曲面的最低点代表最优拟合的参数位置（残差平方和最小）。

通常情况下，"智能"与"人工智能"想要了解世界，都需要面对由参数集合和误差构成的曲面，有时这个曲面很"凸"。例如，在大多数线性拟合的过程中，求解这样的问题甚至可以使用解析的方式，但对更加复杂的问题，残差与参数构成的曲面是更加复杂的，在没有解析方式的情况下，如何寻找参数山谷最低位置呢？

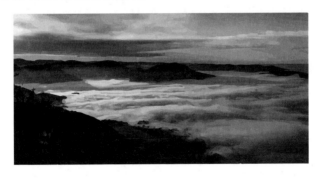

■ 参数山谷是充满云雾的世界，最低点只能一点点去探索

为了"人工智能"伟大的工程设计，"人工智能"的工作者们在诸多地方寻找灵感，这次灵感的来源是电动力学中梯度、散度与旋度的概念。

这是经常用在矢量场分析中的方法，梯度的物理意义是表示空间中某一点的矢量场的陡峭程度，包含方向和大小，在数学领域，梯度可以表示为此点位置方向导致的最大值。散度的概念是空间中某一点的发散程度，只有大小，没有方向，如空间中有一点温度的热源，它向外发散热，该空间就构成了一个矢量场，该空间的任意一点都有矢量经过，那么描述经过该点的矢量多少就是散度。散度大于 0，表示是整体向外发散的，如正电荷；小于 0，表示是整体向内集中的，如负电荷；等于 0，表示进来的和出去的是等同的，如管道中的一部分。旋度是矢量场分析中的一个向量算子，可以表示三维矢量场对某一点附近的微元造成的旋转程度。在矢量场中，通过某点邻域内的环流向量，可以计算出该点的旋度，包括方向和大小，而这个方向是垂直于矢量场的方向。

"人工智能"借助了梯度的概念，形成了"梯度下降"的方法。在参数和误差构成的曲面中，算法通过梯度下降的方式不断调节参数，使系统的预测输出 $\hat{y}$ 逐步接近实际输出 y。为了做到这一点，"梯度下降"需要考虑两个参量——一个是梯度的大小与方向，这是通过微分的方式计算的结果；另外一个是学习的速率，这通常通过经验进行设定。学习速率是为达到最小值而采取的步骤的大小，通常是一个比较小的数值，它根据残差的行为进行评估和更新。高学习率导致更大的步骤，但风险超过收益。相反，低学习率的步幅很小，虽然它具有更精确的优势，但迭代的数量会降低整体效率，因为这需要更多的时间和计算才能达到最低要求。

目前为止，梯度下降是执行优化的最流行的算法之一，也是优化神经网络的最常见方法。梯度下降向局部最小方向的步数有多大取决于学习速率，该学习速率可计算出我们向最佳权重移动的速度。要使梯度下降达到本地最低，我们必须将学习速率设定为适当的值，这既不能太低也不能太高。这很重要，因为如果采取的步骤太大，它可能无法达到局部最小值，因为它在梯度下降的凸函数之间来回弹跳。如果我们将学习速率设置为极小值，梯度下降最终将达到局部最低值，但这可能需要很长的时间。如果梯度下降工作正常，则每次迭代后残差应降低。当梯度下降不能再降低，并或多或少地保持在同一水平时，它就趋同了。梯度下降需要收敛的迭代数量有时变化很大。它可能需要 50 次，60 000 次，甚至 300 万次迭代，使得达到稳定的迭代次数难以提前估计，这也是人工神经网络设计中需要注意的方面。

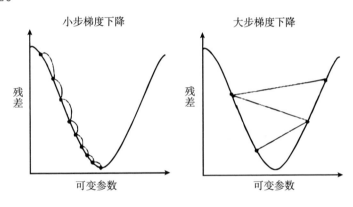

小步梯度下降

残差

可变参数

大步梯度下降

残差

可变参数

■ 有时候学习太快也不是好事

　　虽然梯度下降是优化问题最常见的方法，但它确实伴随着一系列挑战，包括局部最小值问题与鞍点问题等。对凸函数，梯度下降可以轻松找到全局最小值，但随着非凸问题出现，梯度下降可能很难找到全局最小值。回想一下，当残差的斜率处于或接近于零时，模型将停止学习。局部最小值具有类似全局最小值的形状，其中残差的斜率在当前点的两侧增加。在鞍点中，负梯度仅存在于点的一侧，一侧达到局部最大值，另一侧达到局部最小值。含有噪声的梯度可以帮助梯度逃离局部最小值和鞍点。目前，另一个避免局部最小值并且能够加快收敛速度的常用方法是使用惯性动量，这种方法不仅依靠当前的误差进行网络调整，既往的调整经验也在中间起到推动作用。

本质上，当使用惯性动量时，类似于把球推下山，球在下坡时积累动力，在途中变得越来越快。同样的事情在参数更新中使用。对既往梯度指向方向的参数改变，网络会增加参数的改变速度，以此来应对局部最小值，从而获得更快的收敛和减少振荡。

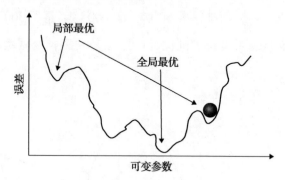

■ **惯性或者动能让我们跨过障碍**

　　梯度下降学习算法有三种类型：批量梯度下降、随机梯度下降和小规模批量梯度下降。批量梯度下降总结了训练数据集合中的每个数据的误差，并在综合所有误差后更新模型的状态。这个过程被称为训练时代。虽然此法提高了计算效率，但大型培训数据集的处理时间仍然很长，因为它仍需要将所有数据存储到内存中。批量梯度下降的优点是计算效率高，产生稳定的误差梯度和稳定的收敛性；缺点是稳定的误差梯度有时会导致一种收敛状态，而这种收敛状态不是模型所能达到的最佳状态，它还要求整个培训数据集存储在内存中，并且可供算法使用，这有时是极端影响训练速度的。

　　随机梯度下降运行数据集中每个示例的训练时间，并一次更新每个培训示例的参数。你只需要保留一个培训示例，因此它们更容易存储在内存中。虽然这些频繁的更新可以提供更多的细节和更快的速度，但与批量梯度下降相比，可能会导致计算效率的损失。随机梯度下降的优点是频繁的更新使我们能有一个相当详细的改进速度。但是，与批量梯度下降方法相比，频繁更新的计算成本更高。此外，这些更新的频率可能导致嘈杂的梯度，这可能导致错误率跳来跳去，而不是缓慢下降。

小规模批量梯度下降结合了批量梯度下降和随机梯度下降的概念。它将培训数据集拆分为小规模的不同批量，并执行每个批次的更新。这种方法在批量梯度下降的计算效率和随机梯度下降的速度之间取得平衡。它只需将培训数据集分成小批量，并为每个批次执行更新。这在随机梯度下降的稳健性和批量梯度下降的效率之间创造了一个平衡。常见的小型批次尺寸介于 50 到 256，但与任何其他人工智能技术一样，没有明确的规则，因为它因应用不同而有所不同。也许定量的数学分析能够帮助我们最终确定哪种方法是最好的，但目前我们还是只能依靠经验进行设定。

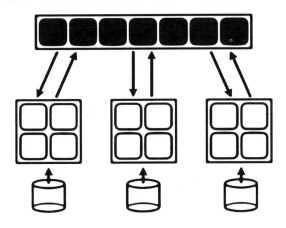

■ 小规模批量梯度下降示意图

"人工智能"通过"梯度下降"进行参数调整，并寻找最优的拟合。但是在"智能"领域，研究者们还不知道神经群落是否也同样使用"梯度"下降的方法完成大脑参数的调整，有一些研究如尖峰时间依赖可塑性表明，梯度调整可能也是神经群落完成最优拟合的方式。

第五节　　灰姑娘的分类问题

虽然对 x 和 $f(x)$ 的映射关系构建相应的拟合方式，可以视为通用型"智能"问题的一个重要节点，但我们需要对智能与人工智能的具体问题进行一些更为详细的讨论，如分类与识别的问题。在不同的领域，分类都被视为一个重要的操作：心理学中需要对人格进行分类，几何学中需要对形状进行分类，物理学中需要对粒子进行分类，在日常生活中，灰姑娘也需要对豆子进行分类。不是吗？无论勤劳与否、智商高低，草履虫也好，灵长动物也罢，都需要识别食物和敌人的分类。

分类主要基于特征、相似性或其他标准，是最基本的认知能力之一，也被各个学科广泛研究。关于分类的起始，大约也可以追溯到智能演化的起点。在有记录的科学历史上，绝大多数科研工作者都研究过分类问题：古典分类理论是认知语言学中用来表示柏拉图和亚里士多德的分类方法的术语，在西方文化中，特别是在哲学、语言学和心理学中具有很强的影响力和主导地位；勒内·笛卡尔、布莱斯·帕斯卡尔、斯皮诺萨和约翰·洛克的著作中，以及在 20 世纪的贝特朗·鲁塞尔、乔治·爱德华·摩尔等逻辑实证主义者，都能找到使用经典类别观点的例子；在 21 世纪，得益于数学、计算机、人工智能的合并发展，分类问题可能达到前所未有的高度。

在科学发展的世界里，我们看到了动物分类系统，由大而小是界、门、纲、目、科、属、种等分类等级，任何一个已知的动物均可归属于其中。其中最具有智能的生物——人类，属于真核域，动物界，脊索动物门，脊椎动物亚门，哺乳纲，真兽亚纲，灵长目，人科，人属，智人种。

我们可以看到疾病分类的例子。《精神障碍诊断和统计手册》是美国精神病学协会出版的精神障碍分类，该手册的第一版于 1952 年出版，最新的第五版于 2013 年出版，分类原则在其历史上发生了很大变化。第一版受心理动力学理论的影响，采用了一种定理的、"描述性"的分类方法，而后则被更加客观的分类方式所取代。

我们可以看到化学分类的例子，最典型的是《全球化学品统一分类和标签制度》。在《全球化学品统一分类和标签制度》建立和实施之前，不同国家对危险分类有不同的规定，导致针对同一危险的多种标准、分类和标签。鉴于每年国家间需要运输的危险化学品的贸易总额较大，遵守多种分类和标签制度的成本很高，制定一个可以被广泛接受的，替代国家标准和区域标准的全球化学品分类制度是全球贸易的重要需求，也能够大大降低国际贸易的成本并提高区域合作的便捷性。对现存的数百万种化学物质，尤其是经常使用的数万种化学物质，《全球化学品统一分类和标签制度》共设有 28 个危险性分类，包括 16 个物理危害性分类种类，10 个健康危害性分类种类和 2 个环境危害性分类种类，并设置了标准化危险测试标准、通用警告象形图和统一的安全数据表。

我们甚至看到"智能"对自身的分类：种族的概念将人类归类为庞大而独特的种群的分类系统。该术语最初用于指使用共同语言的人，然后表示国家归属关系。到 17 世纪，这个词开始指物理特征。现代科学把种族看作是一种社会结构，一种根据社会规则赋予的身份。虽然部分基于群体内的物理相似性，但种族没有固有的物理或生物意义。尽管有广泛的科学共识认为种族的基本论和类型概念是站不住脚的，但世界各地的科学家继续以广泛不同的方式将种族概念化。一般来说，平均 85% 的统计遗传变异存在于当地人口中，7% 存在于同一大陆的当地人口之间，8% 的变异发生在生活在不同大陆的大群体之间。

我们甚至看到更为抽象的分类，数学中的例子：命令理论和图形或超图形理论，促进了对分类形式的定性与定量的研究。这些理论致力于计算一个区域构建的所有可能的分区、隔断链、封面、超图形或类系统。相关的工作设定了一种推测——元分类，即所有的分类方案在数学上是确实存在的，因为所有的分类形式都可以表示为 n 维空间的椭圆形，而且必然在一个点上收敛。

分类是"智能""人工智能"在现实世界面对的最基本的问题，这种生物依靠经验识别世界之间的共享特征或相似性的能力和活动，一直是人类社会活动的重要支撑，并且随着文明的进程不断变得更为精细而且复杂。在历史上，最早进行正式而复杂分类的记录是中国和古埃及。公元前1700 年至公元前 1600 年的古埃及医用草纸提供了对各种药用植物的描述，以及如何使用它们治疗疾病和伤害的说明。在同一时期的中国，神农氏撰写了一部包含多种药用植物的书，成为后来药物研究和水文研究的基础。在西方的记录中，分类的第一个概括者是亚里士多德，他在莱斯博斯岛逗留期间描述了大量的自然群体，把它们从简单到复杂进行分类，并意识到鲸鱼和海豚有哺乳动物的性格，而不是鱼。

那么分类是如何被"智能"与"人工智能"完成的呢？这方面最早的研究是亚里士多德提出的核心特征理论，认为分类的结果（即类别）是具体或抽象实例（类别成员）的不同集合，是认知系统视为等价物的一组事物，使用类别知识需要获得定义类别成员核心特征的知识。

直到 19 世纪，亚里士多德的方法一直主导着西方的分类思想。他认为对物体进行分类等同于寻找物体的真实面目，丢弃可变特征（因为它们必须是偶然的，而不是必要的），寻找主要特征。然后，这些可以用来开发一个定义，说明生物的本质——是什么使它是什么，并且不能改变。因为无论外在表现如何变化，事物的本质是不可改变的。亚里士多德的学生狄奥弗拉斯图继承了他的分类思想，对医学所必需的植物开始了分类的工作，并在书稿中加上植物的准确插图，并且把类似的植物排列在书稿的邻近章节。从文艺复兴时期开始，分类的思想被引入生物学领域，主要的研究成果包括：安德烈亚斯·维萨柳斯的人类解剖学论文；帕多瓦建立的第一个大学植物园；约翰·雷总结了 17 世纪晚期现有的系统知识，把单体植物与双色植物区分开来，并给出了一个可行的物种概念定义，该概念已成为生物分类的基本单位。在讨论分类的基本思想时，我们也可以引入分类的概念：古代，对植物和动物的经验分类；古典时代，对动植物的系统的区分；近代，随着化学和信息科学的发展开始的新的分类方式；现代，利用数学模型和计算机科学进行的新的分类。

总体上，分类问题与拟合问题相似，在"智能"的世界无处不在，这些分类可以帮助智能个体对事物进行更好的整理，用以区分可以对其采取的下一步行动。"智能"与"人工智能"在众多的方面积极解决分类问题，这与数学方法解决这些问题的方法存在着不同却也有类似的方面。总体上分为两个步骤：特征提取和分类回归。

在"智能"方面，对分类原则的研究属于一个称为感知复杂性的大领域，有一套完整的原则，首先由格式塔心理学家提出，用来解释人类如何自然地将对象视为有组织的模式和对象。格式塔心理学家认为，这些原则之所以存在，是因为大脑有一种天生的倾向，根据一定的规则来感知刺激中的模式。这些原则分为 6 类：

（1）接近性原则：指在其他条件相同的情况下，知觉倾向于将距离较近的刺激物作为同一物体的一部分，将距离较远的刺激物作为两个独立的物体进行分组。

（2）相似性原则：指在其他条件相同的情况下，知觉会将物理上相似的刺激物作为同一物体的一部分，而把不同的刺激物作为独立物体的一部分，这允许人们根据他们的视觉纹理和相似度来区分相邻和重叠的物体。

（3）闭合原则：指大脑倾向于看到完整的图形或形式，即使一幅图片是不完整的，部分被其他物体隐藏着，或者在我们脑海中缺失了构成完整图片所需的部分信息。例如，一个形状的部分边界缺失，人们仍然倾向于认为该形状完全被边界包围，并忽略空隙。

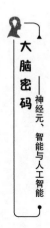

■ 基于接近性原则的分类，右侧的图形更容易看作三个分类

（4）良好的延续原则：良好的延续原则能够解释重叠的刺激，当两个或多个对象之间存在交集时，人们倾向于将其视为单个不间断的对象。

（5）共同的命运原则：指当视觉元素以相同的速度朝相同的方向移动时，知觉就会把这个运动与相同刺激的一部分联系起来，这使得人们即使在颜色或轮廓等其他细节模糊不清的情况下也能辨认出移动的物体。

（6）良好形式原则：指将形状、图案、颜色等相似的形式组合在一起的倾向。

这样"智能"的分类是不是看起来很简单呢？"智能"在大脑中对群组的区分基本上是一个内化的过程。那么对"人工智能"，这种分类又是如何做到的呢？相对拟合问题，这是有困难的，在"人工智能"的领域，获得分类的过程被称为聚类，是"人工智能"中最重要的问题，它处理未知区域的数据结构分区，是进一步学习的基础。

通常聚类的定义是一种涉及数据点分组的人工智能技术。这里的类有时称为目标、标签或类别。如果给出一组数据点，我们可以使用聚类算法将每个数据点分类为特定组。从理论上讲，同一组的数据点应具有类似的属性或特征，而不同组中的数据点应具有极为不同的属性或特征。聚类是一种无人监督的学习方法，是许多领域常用的统计数据分析技术。但是，目前对聚类的完整定义仍没有达成一致，经典定义描述如下：在同一组中，实例必须尽可能相似；在不同的群集中，实例必须尽可能不同；相似性和差异性的测量必须清晰，具有实际意义。聚类的标准过程可分为以下几个步骤：函数提取和选择——从原始数据集中提取和选择最具代表性的特征函数；聚类算法设计——根据问题的特点设计聚类算法；结果评价——评价聚类结果，判断算法的有效性；结果说明——对聚类结果给予实际解释。

我们可以从不同的角度理解聚类算法的内在含义。在数据分析方面，聚类是数据分析的基本构成与常用方法，起着重要的作用，在诸如通信科学、计算机科学和生物学等多个领域发挥着功能。一方面，随着信息的增加和主题的交叉，已经创建了许多聚类分析工具。另一方面，由于信息的复杂性，每个聚类算法都有自身的长处和短处，并且在不同的方面得到应用，如电子垃圾邮件分类、银行客户贷款支付意愿预测、癌症肿瘤细胞鉴定、情绪分析、药物分类、面部要点检测、驾驶汽车的行人检测。分类往往是一个复杂的系统，对测试数据、文献资料和实践经验中获取的数据进行分类，"人工智能"并不像"智能"那样得心应手。

目前有很多聚类算法，还不能确定哪一种算法优于其他算法。这取决于可用数据集的应用和性质。例如，如果类是线性可分的，那么像 Logistic 回归、Fisher 线性判别器这样的线性分类器可以优于复杂模型；如果数据是线性不可分的，情况就可能复杂很多。使用聚类算法意味着你将给该算法提供大量没有标签的输入数据，并让它们在数据中找到合适的分组方式，这些分组被称为群集。群集是一组数据点，它们与周围数据点的关系彼此相似。当你面对一无所知的数据时，聚类可能是获取洞察力的好地方，并已经被应用在多个领域：

数据汇总和压缩，聚类广泛应用于我们需要数据汇总、压缩和减少的领域，如图像处理和矢量量化；

协作系统和客户细分，由于聚类可用于查找类似产品或同类用户，因此可用于协作系统和客户细分领域；

作为其他数据挖掘任务的关键中间步骤，聚类分析可以生成用于分类、测试、假设生成的数据的紧凑摘要，因此，它也是其他数据挖掘任务的关键中间步骤；

动态数据中的趋势检测，聚类也可通过制作各种类似趋势的集群，用于动态数据的趋势检测。

社交网络分析，聚类可用于社交网络分析，这些示例正在生成图像、视频或音频中的序列；

生物数据分析，聚类也可用于成群的图像、视频，因此可以成功地用于生物数据分析。

由于信息的多样性、研究领域的交叉性及现代计算机技术的发展，很难给出一个完整的聚类算法列表。比较接受的数字是大约有 10 个大类，40 余种算法，下面介绍几种常见的方法：

（1）K-means 算法：K-means 算法可能是最知名的聚类算法，在代码中易于理解和实现，它也是最常用的聚类算法。这是一种基于中心系统的算法，也是最简单的无监督学习算法，但对初始条件和异常值敏感。此算法尝试将聚类内数据点的方差最小化。K-means 算法最好用于较小的数据集，因为它在所有数据点上重复计算。这意味着，如果数据集中有大量数据点，则需要花费更多时间来对数据点进行分类。

K-means 算法使用的方法是最小化集群内方差，算法基本上会执行以

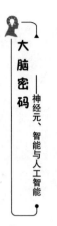

下操作：以迭代方式确定最佳的 k 中心点（称为形心）。将每个样本分配到最近的形心。与同一个形心距离最近的样本属于同一个组。K-means 算法会挑选形心位置，以最大限度地减小每个样本与其最接近的形心之间的距离的累积平方。具体来讲：首先选择多个要使用的类/组，并随机初始化各自的中心点；中心点的维度与数据点的维度相同，每个数据点都通过计算该点与每个组中心点之间的距离进行分类，这种接近原则使数据点分为不同的类别；基于这些分类点，我们通过计算组中所有向量的平均值来重新计算组中心，并且计算原始中心点与质心平均值中间的距离，并进行中心点移动；重复这些步骤以进行一定数量的迭代，或者直到组中心在迭代之间没有太大变化。

我们还可以选择随机初始化组中心几次，然后选择看起来可以提供最佳结果的运行。K-means 算法的优势在于速度相当快，因为我们真正要做的就是计算积分和组中心之间的距离。因此，它有一个线性复杂性 $O(n)$。K-means 算法有两个缺点：一是，你必须选择有多少组/类，这并不总是微不足道的，理想情况下，我们希望它为我们找出那些聚类算法，因为它的要点是从数据中获得一些见解；二是，K-means 算法也从随机选择集群中心开始，因此它可能会在算法的不同运行中产生不同的聚类结果，因此，结果可能不可重复，缺乏一致性，而其他聚类方法更加一致。

（2）基于密度的聚类：基于密度的聚类将示例密度高的区域连接成簇。这允许任意形状的分布，只要密集区域可以连接。这些算法在处理不同密度和高维数据时存在困难。此外，根据设计，这些算法不将离群值分配给集群。

（3）基于分布的聚类：这种聚类方法假设数据由分布组成，如高斯分布。在下图中，基于分布的聚类将数据聚类为三种高斯分布。随着到分布中心的距离的增加，一个点属于分布的概率减小。这些波段显示了概率的降低。当不知道数据中的分布类型时，应该使用不同的算法。

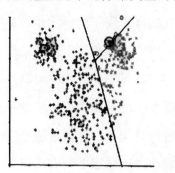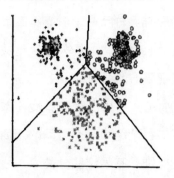

■ **K-means 算法示意图**

左图，初始状态；右图，经过多次迭代后的数据分类。

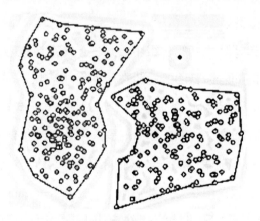

■ 基于密度的聚类

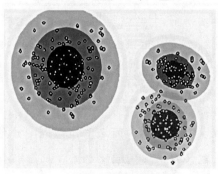

■ 基于分布的聚类

（4）层级聚类：层级聚类创建一个集群树，毫无疑问，这种方法非常适合层次数据。另一个优点是可以通过在适当的级别上切割树来选择任意数量的集群。

不同类型的聚类算法应用来处理各种不同的数据：K-means 算法适用范围更广，但运算速度和准确性较差；基于密度的聚类集群可以是任何形状而不受预期条件的限制；基于分布的聚类效率更高，但是只适用于确定数据分布类型的情况；层级聚类通常只适用于具有分层特征的数据。

作为常用的"智能"与"人工智能"算法，聚类算法能够帮助我们更好地从旧数据中学习新的规律。有时你会惊讶于有聚类算法产生的集群，它可能会帮助你理解一些非常困难的问题。使用聚类进行无人监督的学习，并且发现规律的过程非常类似于"智能"。现在人们几乎在任何无人监督的人工智能问题上使用聚类方法，并对聚类结果进行更为深入的解释。

构建一个合适的分类任务执行器，在非监督学习算法之外，通过标签数据的训练与参数的调整达到分类的目标也是较为常用的方式。例如，电子邮件服务提供商中的垃圾邮件检测可以视为分类问题，这是二进制分类，因为只有两类——垃圾邮件和非垃圾邮件。我们需要完成的是每个邮件对两个类别的映射。在这种情况下，已知的垃圾邮件和非垃圾邮件可以用作培训数据，当分类器经过精确培训时，可用于检测未知电子邮件。类似方法在人脸识别、信用审批、医疗诊断、目标营销等领域有着广泛的应用。如果从数学的角度看，分类预测建模的任务是建立映射函数 $f(x)$，这是一个从输入变量 x 到离散输出变量 y 的优化函数，y 代表着不同的分类。

在更为抽象的定义中，当我们想要获得一个明确的分类定义时，我们必须构建分类的标准，以便从复杂的数据中提取分类。为此，我们必须比较对象，了解它们的相似程度，所以我们需要一个"相似性"的概念。为了进行经验分类，我们同样必须评估要分类的要素之间的相似性或差异。在现代分类研究中，德·布丰和米歇尔·阿丹森试图用以下方式理解这一评价的意义：一是，他们声称，我们必须用一些索引来测量物体之间的距离，这样我们才能建立类；二是，我们必须测量类之间的距离，以便我们可以将某些数据分组为类。

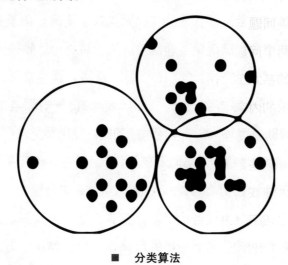

■ **分类算法**

分类算法在一定程度上等同于建立从数据特征 x 到离散分类 y 的映射关系 $f(x)$ 的过程。

就像残差在拟合问题中的重要作用一样，距离在分类问题中发挥了重要的作用。现在分类问题在数学的帮助下，可以使用更为明确的距离的概念。这种超越直觉的距离的概念，可以提供类似于树的表示形式，并且完全对应链和群的概念。这些方法使分类研究者更好地考虑分类操作中的最小值和最大值，以及其相应的距离矩阵所产生的环或半环，并进行分类的衡量。

对"智能"与"人工智能",分类问题和拟合问题都是在输入变量和输出变量之间寻找合适的过程函数 $f(x)$,如果我们基于这方面的考虑,带有标签的分类问题与拟合问题,它们具有相似的核心内容,不是吗? 本节,让我们把两个问题协同考虑,看看"智能"与"人工智能"是如何完成这些日常的基本工作。

在前面讨论的内容中,我们提出的拟合问题与分类问题的解决方式大多是在已经完成度量与空间映射的数据中进行的,或者说在易于度量的数据中进行的。对这些数据,"智能"与"人工智能"的处理是直接的并且易于理解的,大脑或算法可以通过拟合方式探讨年龄和工资收入的关系,也可以对人群的身高与体重的分布进行分类研究。但是大多数情况下,"智能"与"人工智能"需要面对的是更加复杂的世界,很多情况下,大脑或者算法必须处理相当混乱的实体、复杂的模糊类和结构不良的对象,所有这些都形成了我们可以称为"粗糙数据"的实体。这些数据的一个特点是需要大量计算资源才能处理众多的变量,手动的、简单的处理是不可能的。要了解这些数据,我们需要一些更为高级的方法,这需要在拟合与分类之前,对数据进行充分并且细致的预先处理。其中把数据映射到特征空间是较为常用的方式。这种映射方式既包括把数据映射到规定的特征空间的方法,也包括把数据映射到由数据灵活构建的特征空间的方法。

目前认为只有通过特征提取,许多复杂的数据,如声音、图像,才能被进一步分类和处理。虽然目前认为自动特征函数的选取可能是更为"智能"的方式,但是类似于傅里叶变换和伽博尔变换等手动特征提取的方式仍被广泛使用,这些方法在自然生物中也同样经常发现,如内耳在很大程度上完成了一个傅里叶变换的过程，而视觉识别也与伽博尔变换密切相关。

傅里叶变换在规定特征空间的算法中非常常用，并且对工业方面产生了巨大的影响。在傅里叶变换中，数据通常以时域的方式出现，而特征空间通常以频域的方式出现，傅里叶变换构建了一个具有多种不同频率的波形的投影空间：满足一定条件的函数可以表示成三角函数（正弦/余弦函数）或者它们的积分的线性组合。这里不同频率的三角函数是特征函数，而线性组合的系数就是投影后波形在频率空间的位置。

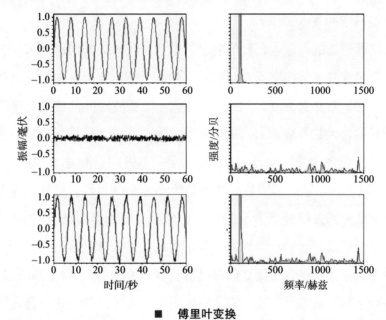

■ **傅里叶变换**

傅里叶变换把波形投影到频率空间，频率的强度非常方便进行波形的进一步分类。

这种方式对拟合与分类来说都是非常必要的前期数据处理过程，并且存在具体应用的范例。在"智能"领域，声音通过外耳道的空腔传导到鼓膜，引发鼓膜的振动，鼓膜的振动进一步带动听小骨敲击前庭窗，引发耳蜗内淋巴液的流动。有趣的是，耳蜗的整体结构体现出了傅里叶变换的基本特征。与之类似，在"人工智能"领域，傅里叶变换也经常被用在处理音频信号方面。

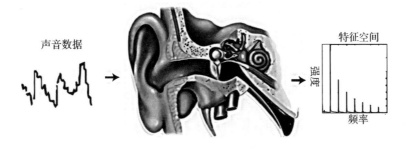

声音数据　　　　　　　　　　　　　　　　　　特征空间

强度

频率

■　声音信号的傅里叶变换

　　人类的听觉体系完成了声音信号的傅里叶变换，对声音信息进行了特征分析的预处理，以进行后续的拟合或者分类。

　　对音频数据的前期处理，傅里叶变换展现出了广泛的应用。但因一些条件的限制，傅里叶变换在另外一些场景并不好用，一个重要的原因是傅里叶变换的特征函数是固定的，并不一定会适用于所有的情况，尤其在图像分类和识别这种复杂的情况。在傅里叶变换之后，需要更加灵活的特征提取方式，这些方法集中于如何自动地从信号中提取灵活的特征函数。例如，主成分分析、自动编码器、深度神经网络等，这些方法更加广泛地用于提取特征和降低数据的维度。

　　主成分分析是较为早期的一种灵活的特征函数构建的方式，通常通过将大组变量转换为包含集中大部分信息的较小变量，来降低大数据集的尺寸。在使用主成分分析时，我们将原始数据作为输入，并尝试找到输入函数的组合，以便最好地总结原始数据分布，从而减少其原始尺寸。在主成分分析中，原始数据被投影到一组正交轴中，每个轴按重要性顺序排列，由于数据中的主成分与变量一样多，因此主成分的构造方式使第一个主成分占数据集中可能的最大方差。例如，假设我们数据集构成了一个散点图，我们可以猜测第一个主成分吗？是的，它大约是这些点组成的最分散的线。或者从数学上讲，这条直线最大化了方差。第二个主成分以同样的方式计算，条件是它与第一个主成分不相关，并且它占下一个最高方差，通常它们是垂直的，这样重复计算到得出所有主成分。

在主成分分析中，除了标准化之外，算法不会对数据进行任何更改，只需选择主成分并形成特征向量，但输入数据集始终保持原始的缩放。这些步骤的目的是使用共生矩阵的特征向量形成的特征载体，将数据从原始轴重新定向到主成分所表示的轴，这也是被称为主成分分析的原因。主成分分析是一个非常灵活的工具，允许分析可能包含多共性、缺失值、分类数据和不精确测量的数据集，目标是从数据中提取重要信息，并将这些信息作为称为主要组成部分的一组汇总指数来表达。而这些主成分一起构成了新的特征空间，可以把原始数据投射到新的特征函数，并进行后续的分析。

通常情况下，进行主成分分析需要六个步骤：

（1）标准化数据集：标准化/规范化数据集是执行主成分分析之前需要进行的第一步，主成分分析计算了表示一个或多个维度的给定数据集的新投影，新的坐标轴是基于这些函数值的标准偏差。因此，具有高标准偏差的功能/变量在轴的计算方面将比具有低标准偏差的可变/特征具有更高的权重。如果数据是规范化/标准化的，则所有特征的标准偏差都会以相同的尺度进行测量。因此，所有变量的权重相同，主成分分析会适当计算相关轴。请注意，在创建培训/测试拆分后，数据已标准化/规范化，预处理标准刻度器类可用于标准化数据集。

（2）构建共同变量矩阵：一旦数据标准化，下一步是创建 $n \times n$ 维共生矩阵，其中 n 是数据集中的维度数。共同变量矩阵存储不同特征之间的对向共生。请注意，两个特征之间的正共变表示特征一起增减，而负共变表示特征向相反的方向变化。很多方法可用于创建共生矩阵。

（3）执行共生矩阵的特征向量分解：下一步是将共生矩阵分解成其特征向量和特征值。共生矩阵的特征值表示主要成分（最大方差的方向），而相应的特征维度将定义其量级，同样多种方法可用于将共同变异矩阵分解为特征向量与特征值。

（4）选择最重要的特征向量与特征值：通过减少顺序对特征值进行排序，以对相应的特征向量进行排名。选择某一数量的特征向量，它对应于同样数量的特征值，就构成了新的具有这一数量维度的数据分解形式。

（5）依据重要的特征向量创建投影矩阵：构建一个投影矩阵，从特征值最大的特征向量开始。

（6）培训/测试数据集转换：最后，使用投影矩阵转换 n 维输入训练和测试数据集，以获得新的较少维度的函数子空间。

那么，主成分分析是否是"智能"最经常使用的特征提取方式呢？"智能"与"人工智能"是否可以开发出更为高效、更为精确的特征提取的过程？在现在看来答案是肯定的，优秀的特征提取方式是 2010 年以后人工神经网络技术发展的重要支撑，是 AlphaGo 战胜众多围棋世界冠军的核心技能，也是火热的自动驾驶技术发展的核心武器。这种方式通常以深度神经网络的方式被应用，模仿"智能"的视觉皮层构建的卷积神经网络除可以进行大量的现实应用外，在卷积的内部也表现出了明确的特征提取的特性，但其内部的特征函数复杂且并不直观。目前，理解这种"人工智能"提取"特征"的方式对自然"智能"来说还是一项艰巨的任务。

经过几十年的研究，深度人工神经网络已经是目前最常用的通用特征提取方式，"人工智能"工作者们已经开发出图像、信号和文本的自动特征提取方法，这些方法具有广泛的应用空间，并且深刻改变着这个世界。同时，对特征提取方法的改进也是"人工智能"研究的重要问题，并且引发了诸如"深度强化学习"等一系列"智能"算法的变革，这一部分在

第四章，我们也会进行多一点的讨论。

卷积网络中的内部结构：对自然形成不同的成分分解，但是难以理解。

初始层　　　　　　中间层　　　　　　　　后来层

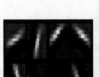
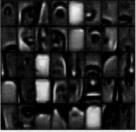
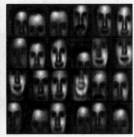

■ **特征提取**

卷积神经网络对物体的特征提取，其特征函数较难进行直观的理解。

从共性的角度考虑，特征提取是关于从原始函数中提取信息，并且创建一个新的函数子空间的方式。特征提取背后的主要思想是通过特征空间简化数据的表征，同时保持大部分的相关信息。这是一个降维的过程，通过选择或将变量组合成特征的方法，有效减少了必须处理的数据量，同时仍然准确和完整地描述原始数据集，以便进行后续的拟合、分类和识别。"智能"与"人工智能"采用特征提取的方法从原本的高维空间投影到特征空间，这种投影可以使用多种方式完成，如傅里叶变换和主成分分析等，也可以使用更为智能的神经网络的方式完成。投影后的信号再采用无监督或者监督学习的方法进行分类学习或者数据拟合。这几乎是一个"智能"与"人工智能"的完整链条。

设想一下，通过特征提取，我们看到的由大量像素构成的图像被有效地表示，并成功地捕获图像的核心部分，然后被我们的颞叶成功地分类为某个我们喜欢的人，这是一件美好的事情。在"人工智能"中，数据集的维度等于用来表示它的变量的数量。使用特征提取技术也可能有其他类型的益处，如精度改进、过度适应风险降低、加快训练速度、改进的数据可视化、提高模型的可解释性。在过去，图像数据的特征提取是通过专门的函数检测和函数匹配算法完成的。可以说自动并且通用的特征提取函数是"人工智能"的重要表现。

第七节 谁不想要一个万用可学习函数呢

特征提取与分类组合成了一个几乎完整的"智能"过程，而是否能够通过与如何通过简单的运算单元，如三极管或者神经元，完成这个总体的映射，是"人工智能"研究者梦寐以求的目标。这个问题的回答最早是从能否实现的角度完成的。

艾伦·麦席森·图灵是一个伟大的数学家和计算机科学家，在只有电子管的年代，图灵成功地证明了通过简单的运算单元的叠加可以在理论中构建全部需要的传入传出关系，即通过使用简单运算单元可以构造几乎全部的复杂函数，这部分论证在 1936 年的《论可计算数及其在判定问题上的应用》一文中进行了详细阐述。依靠这种想法构建的计算机程序称为图灵机，图灵理论至今仍是我们使用的电脑、手机等智能电子产品的理论基石。在这里，让我们试想一下，如何使用三极管构建一个加法计算器？也许我们需要先搭建一个与非门，然后也许我们需要一个异或门，然后再把这些组件拼装到一起构成加法的原始位置和进位位置的计算。

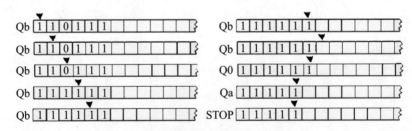

■　通用图灵机完成加法计算

那如何依靠有限的单元——如三极管（三极管对"人工智能"来说是一个常用的计算单元）——构建从感知到行为的适当的函数呢？这里分为两个基本思想：一个是通过数学的方法，进行灵巧的软硬件设计来构造特定的传入传出关系，这种思想在计算机发展的前期阶段取得了重要的成果。通过能够计算的机器，相关工作者编写了成千上万的实用程序，从加法计算器到线性代数解题工具，从文档处理软件到阿波罗登月的控制系统。但是这种硬性构建的方法在面对一些"智能"相关的问题时，遇到了前所未有的困难，最早出现的是在手写数字识别的过程中，人为构建的算法可以解决非常复杂的数学方程，但是对"智能"常见的手写数字却无能为力。如何从信封中识别出手写的邮政编码成为计算机科学家面临的重要难题，以至于到 2000 年的时候，一个大型的手写数字资料库（MNIST）仍旧是检验人工智能算法的重要数据库之一。在数学法走到瓶颈的时候，另外一种程序设计思想应运而生——自学习的编程方式，也称机器学习或者"人工智能"。机器学习的理论强调我们也许不能手工地构建所有函数，但是也许我们可以构建一些可以学习的函数，使用这些可以学习的函数，像"智能"的学习一样，通过学习来实现相应的映射关系。这个想法是现代"人工智能"理论的雏形，并且在最近的 30 年时间里得到发展和完善。

这些可学习的函数应该具有一些特征：首先，其内部的参数是可以调整的，这个方面，梯度下降的思想提供了重要的帮助；其次，需要比对函数的传出和真实要求的传出之间的误差，这个方面，残差提供了可以借鉴的想法；最后，这些可学习的函数最好具有一些通用的特性，既可完成图像识别，也可以完成语音处理，这便对函数的内部结构提出了很高的要求。最理想的情况下，通用的可学习函数是可以通过学习模仿所有其他函数。

接下来的问题是如何构造这样的一个通用的可学习函数，在这里，自然智能给了人工智能一些有用的提示。大脑是一个通用的可学习的函数，大脑由神经元构成，模仿神经元的运行模式是不是能够成为解码智能奥秘的基石呢？在这种思想的指导下，神经网络成了有史以来最美丽的编程范式之一。从数学上讲，任何神经网络架构都旨在查找任何数学函数 $y=f(x)$，这些函数可以映射属性（x）到输出（y）。此函数的准确性因数据集的分布和所使用的网络的架构而异。函数 $f(x)$ 可能任意复杂，通用近似定理告诉我们，神经网络有一种普遍性，即无论 $f(x)$ 是什么，有一个网络，可以大致接近结果和完成工作。此结果适用于任意数量的输入和输出。在人工神经网络中，一个双层神经网络就可以以非常小的错误接近任何其他功能。定义听起来很简单，但它们包含疯狂的数学，也许我们需要另外完整的篇幅进行解释。

通用近似定理：一个前馈神经网络如果具有线性层和至少一层具有"挤压"性质的激活函数（如 S 型生长曲线等），给定网络足够数量的隐藏单元，它可以以任意精度来近似任何从一个有限维空间到另一个有限维空间的波莱尔可测函数。进一步的解释是，对任何波莱尔可测函数，都可以保证有一个神经网络，以便为每一个可能的输入 x，输出 $f(x)$（或一些近似）都是来自网络的输出。由人造神经元构建的前馈网络可在 n 维度的线性空间的紧凑子集上实现任意的、有价值的连续函数。简单地说，这意味着一个隐藏层的人工神经网络可以接近任何传统的数学函数 $f(x)$。最新的研究表明，当神经网络的深度足够大时，卷积神经网络同样可以将任何连续函数大致精确到任意精度。这是一个令人难以置信的声明。如果人类的智慧可以用函数（也许极其复杂的函数）来建模，那么我们今天就拥有了复制人类智慧的工具。也许，通用近似定理解释了为什么深度学习如此成功地解决了人工智能中的"难题"——图像识别、机器翻译、语音对文本等。

在传统的编程方法中，我们告诉计算机该怎么做，将大问题分解成许多小而精确定义的任务，计算机可以轻松执行。相比之下，在神经网络中，我们不告诉计算机如何解决我们的问题，相反，它从观察数据中学习，找出解决问题的办法，这与"智能"的想法是如此接近。通用近似定理告诉我们神经网络具有一种普遍性，无论我们想要计算什么函数，我们知道有一个神经网络可以完成这项工作。重要的是，这种普遍性定理即使我们限制网络在输入和输出神经元之间只有一个单一的中间层———一个所谓的单一隐藏层，即使是非常简单的网络架构也可以非常强大。但实际情况远非如此简单，对基本的神经网络功能，实际的情况是，"具有单层的前馈网络足以表示任何功能，但该层可能非常大，可能无法正确学习和概括"。

虽然有多次尝试共同证明神经网络是通用的（即它们可以从稍微不同的角度近似于任何连续函数），并使用略有不同的假设（如假设使用某些激活功能）。但是，请注意，这些证明告诉你神经网络可以近似于任何连续函数，但它们不会确切地告诉你需要如何训练你的神经网络，以便它接近你所需的函数。此外，大多数关于这个主题的论文都是有关技术和数学的，它们可能很难阅读和理解。通常在解释为什么通用近似定理是正确的之前，会对非正式声明"神经网络可以计算任何函数"提出两个警告：一方面，这并不意味着网络可以用来准确计算任何函数，我们只是可以得到一个近似；另一方面，对大多数函数，只有低质量的近似可以使用较少的隐藏神经元，通过增加隐藏神经元的数量，我们通常可以得到更好的近似。

我们在现实世界中执行特征提取、拟合、分类等功能需要一些通用的背景函数，有幸的是，经过数亿年的演化，智能基本上做到了这一点，我们的大脑在某种意义上达到了一个通用函数的要求。有趣的悖论是，我们能否通过我们的大脑创造出比我们大脑还要智能的结构呢？目前的答案可能还是否定的。至少在通用函数的设计这个方面，现有的人工智能算法大多采用了类脑智能。在人工智能领域，构造通用函数的第一个方法是构造神经网络，虽然被证明是可行的，但是实际的应用非常困难，人们甚至找不到一种合适的训练方法使只有一层的神经网络完美完成手写数字识别。

更多的时候我们使用一种更加类似大脑结构的方法增加隐藏层来提高网络的精度，而非简单地向一个隐藏层的网络添加神经元。

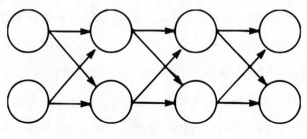

■ **多层神经网络**

虽然单一隐藏层的网络已经被证明是一个万用初始函数，但在实际的使用中更多地采用多层神经网络。

神经网络是第一个被引入"人工智能"的通用可学习函数，取得了一定的成果，但在很多问题上并不能达到现实应用的要求。在人工神经网络的基础上，"人工智能"引入的第二个类脑算法，就是卷积神经网络，它同样是对"智能"结构进行仿真的过程，这种算法的灵感来源于视觉皮层的视柱结构，这种视柱，在视觉信息处理方面具备一个重复并且分散的结构，研究者们把它抽象为卷积神经网络。神经网络和卷积神经网络能解决任何问题吗？这里我们需要从"智能"的方面入手。

第一个我们需要明确的是"卷积神经网络"是来源于脑科学与神经生物学有关的概念，或者说这是"智能"研究中的某些产物。在五六十年前，随着电子技术的发展，人们在关注单神经元活性之后，把注意力转移到更加宏观的生物神经系统的网络特性和更加微观的分子机制。研究的情况大体如此，"智能"比较容易了解一些特定尺度的机制，而对更加宏观或者更加微观的结构通常要等待技术的进步。

1962 年，大卫·休伯尔和托尔斯滕·韦塞尔进行了一项创新性的实验，研究发现大脑中的一些单个神经元细胞只有在某个方向的边缘存在的情况下才会作出反应。例如，一些神经元在暴露在垂直边缘时激活，有些神经元在显示水平边缘或对角边缘时激活。后续的实验表明，所有这些神经元都是在柱式结构中组织的，它们一起能够产生视觉感知，如猫和猴子的视觉皮层包含神经元，分别对视觉领域的小区域作出反应。当眼睛位置不变时，激活神经元活动的视觉空间的特定区域被称为神经元的感受野。相邻细胞具有相似和重叠的接受区域。接受区域大小和位置在皮层之间有系统的变化，以形成完整的视觉空间地图，而每个半球的皮层代表反向视场。

休伯尔和韦塞尔在 1968 年的论文中确定了大脑中的两种基本视觉细胞类型：简单的细胞，其输出最大化的直边在其接受领域内具有特定的方向；复杂的细胞，具有较大的接受场，其输出对外场边缘的确切位置不敏感。休伯尔和韦塞尔甚至还提出了这两种类型的单元的级联模型。总结一下，两种不同的细胞类型：简单的细胞——只在一个非常特殊的空间位置对它们喜欢的方向反应最强烈，复杂的细胞——反应具有更多的空间不变性；复杂的细胞通过汇集多个简单细胞的输入来实现这种不变，每个细胞都具有不同的首选位置。

这些研究和后续的实验确定了视觉皮层存在对视觉场的特定区域敏感的细胞小区域，并且慢慢地描述了这些小区域的基本特征。视觉皮层视觉柱的两个主要特征，选择特定特征和通过向前馈送连接增加空间不变性，构成了像卷积神经网络这样的人工视觉系统的基础。

无论拟合、分类还是特征提取，都在完成一种映射关系。寻找能够完成特定传入传出转换的函数，一直是计算科学的重要使命，这种努力具有重要的科学意义与实用价值。有了残差和梯度下降的方法后，"智能"与"人工智能"另一个重要的任务就是如何构建一个万用初始函数，因为在现实的世界，"智能"与"人工智能"需要计算的问题是多方面的，"智能"几乎没有机会为每个单独的问题设计一个单独的计算体系,这是几乎不可能完成的任务。进化给了我们大脑作为应对复杂任务的万用的初始函数,而"人工智能"工作者不断模仿,提出了不断前行的人工万用可学习函数的新的形式。

目前卷积神经网络被广泛地使用在"人工智能"研究的各个方面,也被应用在诸多实用场景。例如,用于数字化文本过程的光学字符识别,通过完成图像中字符的识别,使自然语言处理对模拟和手写文档成为可能;卷积神经网络也可以用在已经识别的文字符号,在更深的层面去识别这些符号的语义,这个领域被称为文本分析或者语义分析;当声音在视觉上被表示为光谱图时,卷积神经网络也可以被应用到声音中,并且用图形卷积网络来识别声音数据;在图像处理方面,卷积神经网络的应用是多方面的,图像识别、图像分割、图像压缩、卡通上色、视频修复中我们都可以看到卷积神经网络的身影。

第八节　　新的密码

卷积网络这个密码打开了"智能"与"人工智能"的宝库，宝库的深处是天空的粟米，还是夜晚的眼泪，我们无从而知。不过至少，我们已经看到了"人工智能"接近"智能"的无限可能。基于卷积方法的重要作用，我们有必要在卷积的"智能"属性之后，从算法的角度再来看看卷积神经网络的工作中的一些特性。

在拉丁文中，"卷积"的意思是整体的滚。当我们设定一个模板后，用数学计算模板和一个连续性信号的匹配程度的方法称为卷积。在下图中，我们是否能够从图形中识别出与 8 最匹配的图形呢？这种识别对我们来说是简单的，对算法来说也并不复杂，我们只需要一个移动渐进的匹配计算。这种移动渐进的模板匹配在通常意义上被称为卷积运算。另外一些例子，如在人海中找到自己的伙伴，在学校的门口等着自己放学的孩子。在这些例子中，我们的大脑首先构建一个需要识别的模板，然后在一定的视觉空间中寻找与这个模板匹配的基本视觉个体，从而完成识别的过程。卷积真的是应对物体识别的重要工具，我们只要在大脑中存入一个 8 的模板，就可以通过卷积在全世界找到这个 8。实际的情况可能比这要略微复杂一些。

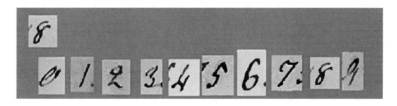

■　**卷积方法**

从这些数字里识别出 8，用移动匹配的模板也许是最快速的方法。

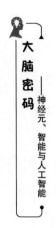
对复杂并且多变的物体，直接的卷积并不是识别出这个物体，如同一只猫的两张不同角度的照片并不能进行直接的像素比对。这时也许我们需要一个更加复杂的卷积内核，如我们先识别出横向的线条，再对它们进行线性组合。

在这个层面，卷积可以视为衡量两个函数重叠多少的度量，简单来讲就是将两个函数相乘以获得混合结果的一种方式，只不过这两个函数之间存在相对位置的滑动。需要分析的输入图像或者输入称为静态基础函数；移动的卷积器称为窗函数、卷积核或过滤器，因为它会拾取图像中的信号或特征。这两个函数通过乘法计算相关性。举一个自然图像的例子，使用9×9卷积内核，用数字构造一个垂直线型过滤器，然后拍摄一个尺寸为204×175的花猫的图像，并将它表示为矩阵，其值范围从0到1，其中1是白色的，0是黑色的。应用卷积，我们发现过滤器执行了一种垂直线检测，花猫头上的垂直条纹在输出中突出显示，但由于内核（9×9）的大小，输出图像在两个维度上都小了8像素。尽管其结构简单，但是在检测垂直或水平线、角、曲线和其他简单特征的能力方面，卷积核是一个极其强大的工具。

通过竖线卷积核卷积分辨出图片的竖线结构

 * $\begin{bmatrix} 0 & 0 & 0 & -1 & 2 & -1 & 0 & 0 & 0 \\ 0 & 0 & 0 & -1 & 2 & -1 & 0 & 0 & 0 \\ 0 & 0 & 0 & -1 & 2 & -1 & 0 & 0 & 0 \\ 0 & 0 & 0 & -1 & 2 & -1 & 0 & 0 & 0 \\ 0 & 0 & 0 & -1 & 2 & -1 & 0 & 0 & 0 \\ 0 & 0 & 0 & -1 & 2 & -1 & 0 & 0 & 0 \\ 0 & 0 & 0 & -1 & 2 & -1 & 0 & 0 & 0 \\ 0 & 0 & 0 & -1 & 2 & -1 & 0 & 0 & 0 \\ 0 & 0 & 0 & -1 & 2 & -1 & 0 & 0 & 0 \end{bmatrix}$ =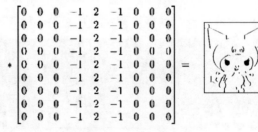

■ 对自然图像的卷积识别

特定卷积核可以过滤出竖向的线条。

让我们回到复杂图像识别的问题。对同一个物体，有时由于观测角度的不同（如从正面和侧面看同一个建筑），有时由于物体自身的变化（如纸张可以弯折），视觉投影可以有明显的区别。识别一个物体需要在变化的视觉投影中保持稳定的识别结果，这种变化不变特性在智能研究的领域被称为知觉恒常性。

对知觉恒常性的具体描述可以通过如下的文字：对同一个物体，我们经常需要从不同的角度来进行观察，并且识别出这个物体。对视觉而言，同样的物体在视网膜上可以形成非常不同的形状投影，如硬币正面朝上，在垂直观察时，视网膜上的投影图像是圆形的；但当保持一定角度观察时，投影图像是椭圆形的；如果把硬币直立，垂直观察时，投影图像是宽度较小的长方形。在正常的知觉中，这些被认为是一个统一的三维物体。另外一个实例是，如果没有知觉恒常性的修正过程，从远处接近的动物看起来会变得更大。在颜色方面，"智能"也具有知觉恒常性。例如，一张白纸在不同的颜色和光的强度下都可以被识别为白色。其他感觉信息的示例包括粗糙稳定性：当一只手快速划过表面时，触摸神经受到更强烈的刺激，大脑对此进行了补偿，所以接触的速度不会影响感知到的粗糙度。其他的示例还包括旋律、气味、亮度的稳定性等。大脑的感知系统以各种不同的方式实现感知的稳定性，每一种都有专门针对被处理信息的特化机制。

为了达到具有恒常性的物体识别，卷积的过程比上文讨论的更为复杂，一个单一的整体模板并不能够识别出同一事物的不同投影，一个简单的模板对复杂的物体识别明显是不够的，这对卷积神经网络来说是一个有趣的挑战。

正如一个成功的神经网络不仅具有一个中间神经元，也并不是具有一层中间神经元，一个成功的卷积神经网络也并不是通过一个卷积核完成物体识别，通常这是一个多层结构，而每一层又有多个卷积核。LeNet 是比较简单的卷积神经网络之一，由杨立昆于 1998 年最早完成，共有 6 层，每层具有几个到十几个不同的卷积核，能够识别手写字符、字母表的 26 个字母，以及人脸或其他的视觉对象。今天，最复杂的网络可能有超过 30 层和数百万个卷积核，也涉及分支结构，其中的一些架构包括 AlexNet、GoogLeNet、ResNet、ZFNet 等，通常它们被统称为深度卷积神经网络。这些深度卷积神经网络包含许多相互堆叠的卷积层，每个层都能够识别更复杂的形状。随着深度的增加，识别能力逐渐上升，有 3 到 4 个卷积层，可以识别手写数字；有 25 层，可以识别人脸；有 50 层，可以用于更为复杂的图像识别。

用于物体识别的卷积神经网络

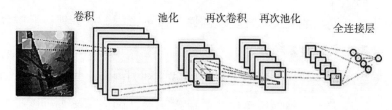

卷积　　　　池化　　　再次卷积　再次池化　　　　　全连接层

■　一个用于图像识别的完整的卷积神经网络结构

与传统的前馈全连接神经网络相比，卷积神经网络具有的第一个特征是，卷积神经网络可以融合多方面的优化技术并且改变连接形态，形成一个复杂的结构。目前，为了提高卷积神经网络的性能，深度卷积神经网络通常会结合激活函数、池化、少量的完全连通层和其他一些技术。同时，也针对不同的具体应用场景，演化出了不同的特化的网络连接形态，如拥有快速通道的 ResNet，多种不同大小卷积核同时使用的 U-Net 等。在这里，我们需要注意的是，与传统神经网络相同，卷积神经网络的卷积核也并不是固定数值的，卷积核的具体形式需要通过计算网络输出与真实分类之间的残差数据，进而通过梯度下降的方法进行学习获得。

与传统的前馈全连接神经网络相比，卷积神经网络具有的第二个特征是，达到同样的训练效果，其参数的数量要减小很多。在全连接前馈神经网络中，输入中的每一个节点都与第一层中的每个节点相关联，没有卷积内核。因此，在输入中的9×9图像和作为第一层输出的7×7图像的上述示例中，如果在全连接前馈神经网络实现，则会有81×49个参数需要衡量和训练。然而，当这种操作通过一个卷积层与一个单一的3×3卷积内核实现时，参数的数量明显缩小。卷积神经网络使用的参数远远少于具有相同层尺寸的等效全连接前馈神经网络，这是因为网络参数被重复使用，因为卷积内核在图像中滑动。直觉上，这是因为一个卷积神经网络应该能够检测图像中的特征，无论它们位于何处。这种卷积神经网络的复原力被称为"平移不变"。

卷积神经网络的工作过程大致如下：在训练完成的卷积神经网络中，每一层的不同卷积核都为卷积神经网络提供一个激活映射地图，这些激活映射地图堆叠在一起，在同一层会形成一个较大的激活映射矩阵。目前的方法是，对每层卷积神经网络形成的激活映射矩阵使用一个向下采样的补丁（通常被称为池化层）。激活映射矩阵通过池化层浓缩，然后再次通过一批新的卷积核创建的一组新的激活映射地图。接下来是第二个向下采样，它浓缩了第二组激活映射矩阵。在多次重复后，通过一个完全连接的层，对每个节点用一个标签对输出进行分类。

正如上一节所说，随着网络深度的增加，越来越多的信息丢失或被整合，卷积网络处理的模式变得越来越抽象，越来越远离我们作为人类所认识的视觉模式，当然在自然"智能"的视觉识别过程中也存在大量的我们并不能认知的模式地图。无论是自然"智能"还是"人工智能"，随着网络深度的增加，模式会变得越来越复杂，并且不能简单地靠直觉明确这些卷积核在执行怎样的功能。

　　自然"智能"与"人工智能"的神经网络中的后期层能够在早期层检测到的特征的基础上识别出越来越复杂的形状。卷积神经网络通过训练生成了各种复杂模式，可以像生物神经系统或人类大脑中的神经元反应一样有效地处理数据。这种基于自然"智能"网络体系结构，为实际应用中获取数据特征和函数表示提供了极其有用的工具。卷积神经网络非常善于拾取输入图像中的模式，如线条、梯度、圆圈，甚至眼睛和面部。正是这种特性使得卷积神经网络在计算机视觉应用中表现如此强大。与早期的计算机视觉算法不同，卷积神经网络可以直接在原始图像上运行，不需要任何预处理。目前，卷积神经网络广泛应用于计算机视觉，已成为图像分类等许多视觉应用的首选应用，并引发了诸如自动驾驶、面孔识别、竞技游戏等许多领域突破性的变革。这次，也许我们真的抓住了"智能"与"人工智能"的新的密码，并在慢慢转动新世界的大门。

第四章

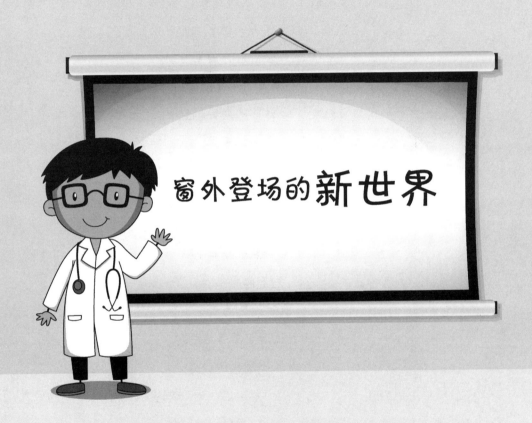

窗外登场的**新世界**

人们期盼着你的到来，

狂热地期盼着。

在他们仅仅用泥巴生活的时候，

就怀揣着对你的期盼。

是几千年了吧，

对你的期待。

现在你来了，

揭开了最后一层帷幕，

你坐在舞台的中央。

人们如潮水般退去，

又如潮水般涌上。

关于你的降临，

有过无数的预言，

而我试着去看幕后的你，

微风吹过我的脸庞。

——刘昱《对未来智能的爱恋》

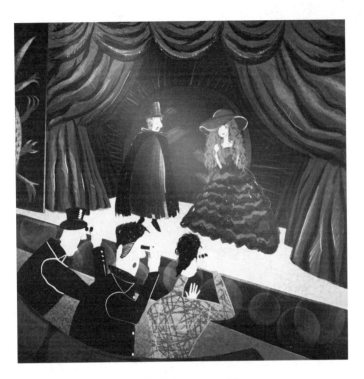

■ 对未来智能的爱恋

绘画：张文慧、陈默、赵晓雪

第一节　　　新的智能的出现

随着智能研究地不断深入，工程师和设计者与"高级人工智能"目标的距离正在逐步缩短，有的人表示出了担心，有的人则是奋勇前进。在通用智能技术领域里，21世纪早期的20年，最引人注目的莫过于"强化学习"的探索与使用。研究者与使用者都相信这是与"自然智能"最接近的技术与手段。

在21世纪之初，人工智能大多数的应用范围产生在为解决具体问题而进行的监督学习中。在监督学习中，培训数据具有答案密钥，因此模型本身具有正确的答案，这种学习方式与自然智能存在较大的差异。因为对自然"智能"而言，学习的反馈信号通常被认为不是通过残差的形式呈现，而是以某种对与错的信息呈现。最新的研究结果显示，这种对与错的信号在大脑中由中脑多巴胺神经元编码，并且通过中脑皮层通路完成进一步的学习。这种通过对与错的信息的学习被认为是最通用的、普适性的使个体学会最优行为的基本核心策略。"人工智能"研究者问了一个非常有趣的问题：是否能够使用算法模拟自然智能的学习过程，让算法或者机器人也通过对与错进行学习？这种策略被称为"强化学习"，这是一种几乎可以使用在任何领域的通用人工智能算法。

在强化学习中，没有答案，但强化学习的设备可以自行决定如何执行给定的任务。在没有培训数据集的情况下，它从经验中吸取教训。人工智能中的强化学习可以被理解为一种技术，机器在类似情况下根据前一步的结果来学习什么是正确步骤的技术，这种技术无疑是现在最接近"智能"的顶尖技术，同时似乎是使机器具有创造力的最可能的方法，因为寻求创新的方式来完成其任务实际上基本等同于创造力。这种尝试现在逐渐缩小

"人工智能"与"智能"之间的界限，深度思考的 AlphaGo 程序已经更为强大，它战胜多位人类最强的围棋选手已经是几年前的事实，而算法本身的迭代速度有时非常惊人。

在强化学习中，人工智能面临着类似游戏的情况。计算机采用反复试验来想出解决问题的办法，人工智能程序会因其执行的操作而得到奖励或处罚，其目标是最大限度地提高总回报，这在很大程度上与我们人类的行为类似，尽管有时我们会更多地考虑群体利益而非个人利益。设计者唯一的任务就是设定奖励的策略，而不需要给出模型任何提示或建议来解决学习问题。模型由它内部自身的算法来找出如何执行任务，以最大限度地提高回报，从完全随机的试验开始，完成复杂的战术并且获得超越智能的技能。同时，算法还具有部分超越人类的优势。例如，人类的学习需要缓慢地进行，而强化学习算法在足够强大的计算机基础设施上运行，算法可以从数千个并行过程中同时收集经验。

强化学习机制主要包括如下方面：强化学习是以反馈和改进为原则的；在强化学习中，我们不使用数据集来培训模型，相反，机器自行采取某些步骤，分析反馈，然后尝试改进下一步，以获得最佳结果；强化学习是利用经验为机器设计最佳判断的技巧。进一步划分，强化学习的方法包括以下步骤：调查情况；通过应用一些策略来决定行动；执行操作；获得奖励或惩罚；在以往经验的帮助下发现新领域并改进方法；反复坚持策略并执行操作，直到机器正确学习。目前，研究者认为这种学习的方式对"智能"与"人工智能"同样重要。设想一下，你面前有一个棋盘，而你根本不会下棋。游戏已经开始了，你必须行动起来。现在，你随机拿起一个棋子，并做了一个直线走动。但是，这是一个错误的举动，因为你拿到的是国际象棋里的象，规则规定象只能通过白色或黑色方块进行斜向的移动。因此，从这一举措中学习的结果是，下次你可能会尝试作出不同的决定。以类似的方式，强化学习会反复不断地从收到的反馈中获取对移动的透彻了解，并尝试学习正确的移动。

也许你认为你学会了国际象棋，但这可能只不过是强化学习的效果。在这个大脑中已经存在的算法的帮助下，我们寻找到了学会国际象棋的方式。强化学习特别适合包括长期与短期回报权衡在内的问题，并且已被成功地应用于各种问题，包括机器人控制、电梯调度、电信信号管理、玩电脑游戏、跳棋和围棋等。强化学习在自动驾驶汽车中的潜在应用也是有趣的案例，开发人员无法预测所有未来的道路状况，因此，让模型在不同的环境中使用惩罚和奖励系统进行自我训练可能是人工智能扩大其拥有和收集经验的最有效的方法。

强化学习的关键因素是如何训练模型，这不是检查提供的数据，而是与环境交互，寻求最大化奖励的方法。在深度强化学习中，神经网络负责存储经验，从而改进任务的执行方式。在机器人领域，强化学习已经应用于机器人导航、机器人足球、步行、任务执行等方面。在控制领域，强化学习已经用于自适应控制，如工厂加工过程、电信的准入控制、直升机飞行等。在游戏领域，强化学习已经可以用于游戏，如下围棋、国际象棋等。在化学领域，强化学习已经用于优化化学反应。在商业领域，强化学习已经被用于商业战略规划。在制造领域，各种汽车制造公司正在选择使用深度强化学习的机器人来挑选货物，并将它们放入一些集装箱。在金融领域，强化学习目前已经用于金融部门评估交易策略。

在 21 世纪，强化学习的主要挑战已经不在于算法的设计，而在于模拟环境的准备。当模型必须按照国际象棋、围棋或电子游戏的规则学习，准备模拟环境是相对简单的。当涉及建立一个能够驾驶自动驾驶汽车的模型时，建立一个现实的模拟器是至关重要的，如何让汽车虚拟地行驶在街上是一切的先决条件，模型需要在虚拟的环境中找出如何刹车或避免碰撞。幸运的是，这几乎是工程问题，而并不存在技术上的瓶颈。

从目前已知的结果来看，我们可以说，强化学习是目前最接近"智能"的算法，也是人工智能中最有意思和最有用的部分之一。但在某些情况下，目前的强化学习并不是替代所有算法的最佳选择，当有足够的数据来解决问题时，选择人工智能的其余算法有时更加有效。目前，由于具有开创性的技术和无限接近"智能"的潜力，强化学习目前已经成为人工智能的核心部分，很多人工智能工作中心都致力于强化学习的概念。部分"人工智能"的算法已经开始不需要预先编程，而是直接从经验中学习，没有任何的人为干预。算法学会在不确定、潜在的复杂环境中通过自我学习来实现目标。

在强化学习之外的一个可以产生通用智能的方向是生成对抗网络（GANs）。正如前文所说，相关学者认为，通向通用人工智能的道路在于开发能够构建世界模型的系统，这些模型可以用来预测未来的结果，而目前实现这一目标的一个很好的途径是使用生成对抗网络。在生成对抗网络中，两个神经网络进行战斗，生成网络试图创建令人信服的假数据，识别网络试图区分假数据和真实数据。随着每一个训练周期的进行，"发生器"在产生假数据方面变得更好，"辨别器"在识别假数据方面也变得更敏锐。通过在训练中让这两个网络相互竞争，两者都可以获得更好的表现。

人工智能是许多科学家和研究人员的梦想，虽然目前它还不能完美地应对智能需要面对的复杂环境，但从发展的趋势来看，我们处在一个快速转变的时期，就像在 21 世纪的前几年，我们并不认为智能手机会以如此快的速度被应用在全球各个领域。今天，人工智能能够识别语言，在国际象棋中击败人类，并在复杂的情况下采取行动，未来它们能够进行怎样的工作？目前，普遍的观点认为人工智能发展分为三个阶段：弱人工智能、强人工智能与超人工智能。当前我们已经处在弱人工智能与强人工智能的交汇位置。

弱人工智能也被称为有限人工智能，其工作是面向目标的、旨在执行单一任务，即面部识别、语音识别、语音助手、驾驶汽车或搜索互联网，只需要以超越"智能"的能力完成它被要求做的具体任务。虽然这些机器看起来可能很智能，但它们是在一系列狭窄的限制环境下运行，这就是它们被称为弱人工智能的原因。弱人工智能不模仿或复制人类的智力与情感，它只是模拟有限范围内的人类行为，如排名搜索引擎、语音助手、医疗辅助系统、图像/面部识别软件、疾病映射和预测工具、制造机器人、垃圾邮件过滤器、基于观看/聆听/购买行为的娱乐或营销内容建议、自动驾驶汽车，等等。

虚拟助手的语音和语言识别、自动驾驶汽车的视觉识别，以及根据你的购买记录推荐产品的推荐引擎，这些系统只能学习或被教导完成特定任务。医学诊断癌症和其他疾病，通过复制人类式的认知和推理，极其精确。弱人工智能的机器智能使用自然语言来执行任务，这在聊天机器人和类似的人工智能技术中随处可见。大多数当前的人工智能应用场景属于弱人工智能的范畴。

强人工智能也被称为一般智能，指具有模仿人类智能/行为的一般智能，能够学习和应用其智能来解决任何问题，基本的要求是使机器具有意识，机器必须把经验学习提升到一个新的水平，不仅提高单一任务的效率，而且获得将经验知识应用于更广泛的不同问题的能力。这不仅需要算法方面的改进，也需要在智能研究领域进行更大范围的探索，因为强人工智能需要的不是复制或模拟简单的任务，它要求训练机器真正了解人类，并且学习人类。目前，在我们所知的领域，人脑是创造一般智力的最优秀的模型，研究人脑并且获得构建强人工智能的知识也许是我们得以依赖的重要途径。

实现强人工智能的方法不仅局限于算法的改进，新的硬件的研发也在逐步提高"人工智能"与"智能"的相似程度。富士通制造的"K-计算机"——最快的超级计算机之一，是实现强大的人工智能最显著的尝试之一，其模拟人类大脑一秒钟的神经活动花了 40 分钟。清华大学研发的类脑芯片，已经可以平稳地进行自行车驾驶。在算法与硬件方面的双重改进下，我们以前所未有的速度逼近强人工智能的"奇点"，也许新的智能正在出现。有研究预测，人工智能的指数发展最早将于 2030 年实现。到 2060 年，强人工智能、超人工智能的奇点将出现。

超人工智能，不仅模仿或理解人类的智力和行为，同时表现出超出人类机器自我意识和超越人类智力和能力，是一种在逻辑范围内具有极大可能出现的人工智能形态。以目前的发展水平，我们仍旧很难判断超人工智能是否会出现、何时出现，只能通过零星的技术窥见其遥远的星光。在文学作品中，超人工智能与人类的情感和经验如此相似，它不仅理解人类，还唤起自己的情感、需求、信仰和欲望。除了复制人类的多方面智慧外，它们在我们所做的每件事上都会做得更好：数学、科学、运动、艺术、医学、爱好、情感关系等。超人工智能将具有更大的内存，更快的处理、分析数据和刺激的能力。因此，超人工智能的决策和解决问题的能力将远远优于人类。这种描述在中外的各种小说中都被以配角或者主角的方式进行展开：机器人超越、推翻/奴役人类；人类反抗人工智能的世界；机器人作出更加理性但是不具有感情的决策；最终人类通过正义战胜人工智能，等等。

拥有如此强大的机器似乎很吸引人，但这个概念本身却有着许多未知的后果。如果超级聪明的人工智能拥有独立自主的想法，这会对人类的生存和社会产生怎样的影响？

第二节　　我们需要抗争吗

人工智能在很大程度上改变了，或者更准确地说，改变着人类社会的基本形态。当我们在互联网上浏览新闻，当我们被商业中心的广告牌所吸引，当我们在为孩子寻找一个有效的学习方法，越来越多人工智能的词汇出现在这个原本属于智能的世界。它们正在试图做一些人类做的事情，并且在一些情况下比人类做得更好，如围棋和部分癌症的诊断。

这种替代人类的结果使越来越多的人表现出对人工智能的担忧，其中最有名的可能是比尔·盖茨、史蒂芬·霍金和埃隆·马斯克。霍金在2014年批评了普遍存在的对人工智能风险的冷漠："面对未来可能带来的无法估量的利益和风险，专家们肯定在尽一切可能确保最好的结果，对吗？错了。如果一个更优秀的外星文明给我们发来信息说：'我们将在几十年后到达'，我们会只回答：'好吧，等你到了给我们打电话——我们会让灯开着的'吗？可能不会，但这或多或少就是人工智能领域正在发生的情况。"

在尼克·博斯特罗姆的《超级智能》一书中，他以《麻雀未竟的寓言》开篇："基本上，一些麻雀想要一只宠物猫头鹰。大多数麻雀都认为这个想法很棒，但也有一只麻雀持怀疑态度，担心麻雀怎么能控制住猫头鹰。这种担忧在'问题出现时我们会处理'的模糊的承诺中被忽略了。"

当然我们可以争论这种担忧是被夸大了的，就如同过去的经验所表示的，任何一种技术的进步都会对人类社会的原本结构造成破坏，但是通常会指向一种更加自由和更加发展的社会形态。牛马的出现取代了人类作为动力的职能，机械的出现取代了人类重复操作的职能，在现代社会，人类更多地从事精细操作、艺术、管理和创造的工作。人工智能也会指向这样的发展方向吗？目前，我们还不知道关于这个问题的答案。人工智能打通了从感觉到行为的链条，在诸多方面表现出超越人类的特性。问题是这样的：如果智能打通从感觉到运动的环节，那么在人工智能面前，智能的优越性在哪里？我们能够从事的下一步工作又在哪里？

有趣的事情正在发生，在本书的编写过程中（21世纪的第一个20年），人工智能在诸多领域开始了它的渗透行为：

（1）自然语言生成：人工智能可以将数据转换为可读形式，使系统能够完美、准确地与人类交互想法。相关技术被广泛用于客户服务、自动报告生成及其他需要向客户呈递语音信息的方面。

（2）语音识别：现在语音互动已经是普的技术，小度、小爱同学、Siri都是语音识别的普及化应用，它们通过移动网络在不断地与数亿人进行语言上的交互。

（3）硬件优化：目前有些人工智能技术已经被用来设计并开发新的图形和处理单元，以执行更快的人工智能任务。

（4）决策管理：部分智能算法致力于为人工智能系统制定新的规则和逻辑，以对组织的建立和维护进行优化和调整，从而使资本管理团队能够更为轻松地运行一个可以盈利的组织。

（5）生物识别技术：智能摄像头被用于识别和分析人体形状和面部信息，从而获得个体行为的相关信息，如人脸识别的住房门禁。

（6）网络防御：人工智能技术充当防火墙，检测、预防和提供及时支持，以打击尚未影响信息和基础设施的任何威胁，大多数的情况下，网络的信息面对的是人工智能与自然智能的双重筛选。

（7）条例的制定：有研究表明，人工智能可以制定更为合理的员工和组织之间同意遵守的标准政策和规则。

（8）内容写作：人工智能通过建议适合句子的可能单词，并提供拼写，更正语法错误，帮助人们撰写博客、报告等。

（9）情感识别：最新的技术允许软件使用高级图像处理或音频处理"扫描"人脸上的情绪，并提出警示信息。

除了上述列举的应用实例，人工智能在电子商务、生物技术、疾病诊断、军事、数学、物流、重工业、金融、运输、电信、航空、数字营销、电话客户服务、农业和游戏等行业都有里程碑式的应用研发结果，这是一个让我们有些恐慌的事实。当饮食是机械生产出来的糖、蛋白与脂肪，工作是在摄像头监控下进行，信息是由算法推送，学习是由程序调节，"智能"还具有哪些独特的属性？这也许才是我们需要面对的问题的核心。10年或者20年前电影中担心的世界正在逐步向我们走来。有趣的是，这次科学技术的进步，在很多艺术作品中，并没有被赋予一个光明的未来。

工作自动化通常被视为最直接的问题。这不再是人工智能是否会取代某些类型的工作的问题，而是到什么程度的问题。在许多行业，尤其是那些工人执行可预测和重复任务的行业，取代正在顺利进行。根据布鲁金斯学会2019年的一项研究，在美国，约有3600万人从事高度"容易被自动化"的工作，这意味着在以后不久的一段时间里，他们目前所进行的工作中，至少70%的内容——从零售销售和市场分析，到酒店和仓库劳动力——将使用人工智能完成。一份更新的布鲁金斯报告得出不同的结论，白领工作实际上可能面临最大的风险。

毋庸置疑的是，随着人工智能机器人变得越来越智能和灵巧，同样的任务需要更少的人。虽然人工智能确实会创造就业机会，但是许多就业岗位将无法为教育程度较低的劳动力提供就业机会。未来学家马丁·福特说："目前失业率低的原因，很大程度上是由低工资的服务业就业岗位这个经济体所创造的。我不认为这种情况会继续下去。""如果你在麦当劳卖汉堡，更多的自动化进来，会有新工作适合你吗？""或者，新工作可能需要大量的教育或培训，甚至内在才能——真正强大的人际交往能力或创造力——你拥有吗？因为这些事情，至少到目前为止，才是计算机所不擅长的。"

事实上，一些人的职业生涯很可能会遭受毁灭性的打击，这并不限于服务业相关的就业岗位。约翰·黑文斯，《心智——拥抱人类和最大化机器》一书的作者，他在采访一家律师事务所的负责人关于机器学习的事情时发现："这个人想雇佣更多的人，但他也有义务为股东获得一定程度的回报。他发现，一个价值20万美元的软件可以取代10个人，如果每人领取10万美元的薪水，这意味着他会省下80万美元。该软件还将提高70%的生产力，并消除大约95%的错误。"这些被解雇的人可能很难再找到同类型的工作，因为人工智能软件正在迅速地侵蚀整个领域。从纯粹的道德底线来看，也许公司不应该解雇所有人，但这并不对公司行为构成约束，因为总是会有更加控制成本的公司在竞争中取胜。

人工智能驱动的失业进而导致的社会经济不平等扩大是另一个令人担忧的问题。研究表明，与那些拥有更多资金的高层职位的人相比，那些发现自己处于困境的人更不容易获得或寻求再培训，这使得他们只能从事更为低端的、没有被人工智能技术取代的工作。这种形式是极为有害的，最近10年，在很多国家同时观测到了由于经济活动所带来的贫富差距的扩大。

人工智能带给人类社会的挑战可能不仅是失业，在很多科学和艺术的作品中都在描绘一个人工智能"奇点"的存在，"奇点"意味着超越"智能"的"人工智能"的出现，这种出现也许代表着"希望"的消失。"人工智能"是否会成为关上"潘多拉盒子"的纤细玉手，我们尚且不得而知。毋庸置疑的是，从理论上讲，人工智能能够执行人类可以完成的任何任务，而且可能有许多是人类无法完成的任务。利用这种智能来控制机器人，至少像人一样灵巧和移动，将产生一种新型的机器，可以执行任何人类任务。一些研究者担心，随着时间的推移，这些智能将能够接管人类所扮演的每一个角色。"奇点"的出现可能会使人类劳动的意义受到挑战。

随着工业技术的发展，人类智能和人工智能之间的差距似乎正在迅速缩小。这的确是值得我们考虑的事情，我们需要进行主动的抗争吗，还是我们应该像过去对技术发展的信任一样，坦然地面对新技术的出现，相信我们自身和社会自身的强大适应特性？

对人工智能的担忧是让人厌恶的，因为这带来了实际使用上的两难：一方面是工业社会的各个方面都需要优秀的"工作机械"，另一方面是优秀的"工作机械"同时又对个体劳动产生了挑战。然而世界并没有停止人工智能研究与应用的脚步。

虽然对有效使用人工智能的企业比例，以及其使用程度还没有办法进行准确的衡量，但是有诸多的研究表明，现在的公司正在"以某种形式实施人工智能"。最新的报告中显示，企业的人工智能采用率在20%到30%。毕马威咨询公司在全球500家公司中的30家公司中进行的一项调查发现，尽管30%的受访者报告使用人工智能时会选取使用的范围，但有17%的公司正在企业内部"大规模"部署该技术。所有报告都指出，企业对人工智能的兴趣正在增长。2016—2020年，实施人工智能相关技术的公司数量增长了270%。相关技术正在突飞猛进地发展。全球战略咨询公司科尔尼的合伙人约翰·雷克表示："我可以向你保证，这不是一个意识问题。当与高管交谈时，很明显，他们都参加所有人工智能会议，阅读了有关会议的内容，他们都知道该技术可以做些什么。每个人都在谈论这件事。"咨询公司麦肯锡则预测，人工智能技术（包括深度学习和强化学习）有可能在19个行业的9个业务功能中每年创造3.5万亿至5.8万亿美元的价值。

这里的核心问题是，人工智能构成了很多个体、公司和国家的有力的竞争武器。在很多时候，对客户而言，一个画作是由人工智能创造还是人类创造并不是一个值得关心的问题，我们并不会因为一个画作是由人工智能创作的就产生特殊的反感，也不会因为一个电脑是完全由机器生产的就弃之不用。

也许我们正在过于快速地走向我们希望的未来：

1950 年：艾伦·图灵出版《计算机器与智能》。在文章中，图灵提议回答"机器能思考吗？"此后，图灵测试的价值一直受到争议。

1956 年：约翰·麦卡锡在达特茅斯学院举行的第一次人工智能会议上创造了"机器学习"一词。同年晚些时候，艾伦·纽厄尔、赫伯特·西蒙创建了逻辑理论家，这是有史以来第一个运行人工智能软件程序的程序。

1967 年：弗兰克·罗森布拉特构建了马克 1 号感知器，这是第一台基于神经网络的计算机，通过反复试验进行"学习"。仅仅一年后，马文·明斯基和西摩·帕普特出版了一本名为《感知器》的书，这本书既成为神经网络的里程碑式著作，也至少在一段时间内成为反对未来神经网络研究项目的论据。

20 世纪 80 年代：具有反向传播功能的神经网络在人工智能应用中得到广泛应用。

1997 年：IBM 的深蓝计算机在一场国际象棋比赛中击败了当时的世界国际象棋冠军加里·卡斯帕罗夫。

2015 年：百度的 Minwa 超级计算机使用一种特殊的深度神经网络，称为卷积神经网络，以高于一般人的准确率来识别和分类图像。

2016 年：深度思考的 AlphaGo 计划由深度神经网络进行自主学习，在 5 场比赛中击败了多名世界冠军围棋选手。后来，谷歌以 4 亿美元的价格收购了深度思考。

2020 年：波士顿动力的机械狗正式商业化。

与这些进展所带来的利益相比，人工智能的危险变得微不足道了，群体的比拼推动着这一产业的发展。也许在某一天，你会注意到，你不再拥有隐私。如果稍微留心，你的手机已经充斥着与你之前在电子商务平台上购买的商品相关的广告，每个人的在线及他们的日常行为都被追踪。由于人工智能，面部识别算法可以识别你的身份。在公司，正在推出各种工作监控体系，监控不符合工作的行为，如玩电子游戏、浏览不适宜的网站。如今，客户服务已经缓慢地集成了自动回复、聊天机器人和预先录制的模板，以帮助客户进行查询。

同时数据也会产生歧视。通过人工智能集成，机器能够收集、跟踪和分析有关人们的敏感数据，并利用这些敏感数据。保险公司可能会拒绝你的申请，因为摄像头多次检测到你在高速公路上开车时使用智能手机。此外，人工智能在歧视方面的另一个潜在危险是，工作人员会被公司的算法操纵，通过人工智能驱动的算法，公司可以几乎无限制地要求员工提高自身的工作效率，这是一个缓慢的，有时甚至不易察觉的过程。

社交媒体成为目标营销的有效平台，它们有能力通过预测分析和编程来揭示我们的身份、偏好和个性。在对个体行为的干预和操控方面，人工智能已经体现出潜在危险。在我们的身边，社交媒体的算法是否也在筛选着它们需要展示的信息？有幸的是，新的规定要求平台公司不可以对信息进行过多的筛查。

智能应用和程序使人们的生活更轻松、更快、更有成效，因此，我们中的许多人越来越依赖技术。反过来，我们开始失去过去日常生活中经常使用的基本技能。毕竟我再也不用担心拖地、擦桌子，甚至饮食、交通、医疗这样需要操作的场景也变得越来越智能与快捷。如果这些终将成为常态，那可真是让人彷徨的事情。